VOTRE DOS
VOUS REMERCIERA

Éditions Eyrolles
61, bd Saint-Germain
75240 Paris Cedex 05
www.editions-eyrolles.com

Lecture/correction : Géraldine Couget et Sophie Legras
Illustrations : Ho Thanh Hung
Mise en pages : Soft Office

ISBN : 978-2-416-00190-1

GWÉNAËLLE DARGNIES

VOTRE DOS
VOUS REMERCIERA

Soigner & prévenir les douleurs grâce aux secrets
d'une kinésithérapeute naturopathe

Éditions
EYROLLES

Préface

La lombalgie est souvent abordée et traitée sous un angle musculosquelettique uniquement.

Toutefois, les résultats montrent que cette approche n'est pas toujours suffisante, et que les douleurs du corps humain sont généralement multifactorielles : mécaniques (sédentarité, gestuelle inadaptée), inflammatoires (donc alimentaires) voire émotionnelles (donc neurovégétatives)... Il paraît donc pertinent et intéressant d'ouvrir plus largement notre champ d'investigation vers de nouvelles voies.

En ce sens, l'approche par la naturopathie, dans ce contexte de santé publique handicapant des millions de personnes, est une piste logique et efficace validée par de nombreux praticiens et leurs patients·es. En effet, le corps humain possède de nombreuses capacités d'adaptation, et il apparaît évident qu'un seul des facteurs cités précédemment ne suffit pas à clouer au lit pour un lumbago ou une lombalgie tant de personnes. La naturopathie apporte des explications logiques et complémentaires aux douleurs de dos et permet aussi – et surtout – de recouvrer une santé optimale, là où les lombalgies s'inscrivent dans un contexte de santé dégradée par des erreurs, qui s'additionnant les unes aux autres, sont à l'origine de ce type de symptôme. La douleur et l'impotence ne sont alors que des indicateurs de l'état de santé général. La douleur est tout à la fois une alerte dont on doit tenir compte au plus vite, mais aussi une protection qui oblige la personne souffrante à ne pas faire de gestes qui pourraient endommager ses structures corporelles et son disque intervertébral en particulier.

Vous allez donc découvrir que la lombalgie est peut-être l'évènement ou l'occasion de modifier vos habitudes alimentaires, physiques, relationnelles et émotionnelles, vous permettant ainsi de reprendre les rênes de votre santé. Ne considérez pas la lombalgie comme une fatalité. Elle peut être *a minima* améliorée voire guérie par de nouvelles habitudes de vie. Les antalgiques n'ont pas ce pouvoir et peuvent même contribuer à aggraver votre état, faisant croire à votre corps que tout va bien et que vous pouvez continuer à bouger sans tenir compte de ses alertes.

Vous vous apercevrez, à la lecture de cet ouvrage, que beaucoup de solutions simples et évidentes s'offrent aux personnes souffrant de lombalgies ainsi qu'aux praticiens de santé : kinésithérapeutes, ostéopathes… Kinésithérapeute expérimentée et formée en naturopathie, Gwénaëlle apporte, au travers de son livre, de nouvelles pistes de travail et d'auto-traitements simples abordables par chacun d'entre nous.

Thierry Blain
Formateur à Kiné Formations,
Masseur-kinésithérapeute, ostéopathe et naturopathe

Sommaire

Partie 3

Que dit la naturopathie ?

Partie 4

Le lien entre le stress et le mal de dos

Partie 5

Lombalgie chronique et symbolique du corps humain

Introduction

Kinésithérapeute de formation, j'étudie le mal de dos depuis une dizaine d'années. La médecine conventionnelle que l'on nous enseigne en institut de formation en masso-kinésithérapie m'a apporté une vision scientifique de cette problématique à travers une approche anatomique et physiologique. En effet, on le sait bien aujourd'hui, la sédentarité, la prise de poids, le travail assis, le manque d'ergonomie dans notre quotidien, font que notre mode de vie n'est pas apprécié par notre région lombaire, et notre corps nous le fait savoir ! Cependant, durant ces années de pratique libérale en cabinet, je me suis vite rendu compte que cette approche n'était pas suffisante. Il manquait des cordes à mon arc pour aider mes patients à diminuer leurs douleurs et à améliorer leur qualité de vie.

POURQUOI LA NATUROPATHIE ?

Les patients souffrant de lombalgie sont très nombreux et les problématiques toujours différentes. Même si elles sont souvent liées à des facteurs connus (mauvaise position au travail, port de charges lourdes à répétition, faiblesse ou raideur musculaire, etc.), je me trouvais parfois dans des impasses dans lesquelles aucun des facteurs « classiques » n'expliquait les douleurs de mon patient. C'est en étudiant la nutrition et le concept de *terrain biologique* que des portes se sont ouvertes et que j'ai commencé à saisir des clés de compréhension. J'ai donc été amenée à reconsidérer le mal de dos, et à ouvrir mon champ thérapeutique afin de mieux en comprendre les causes et les conséquences, et ainsi, de mieux répondre aux demandes de mes patients.

La naturopathie s'est offerte à moi comme une réponse globale et efficace. C'est pourquoi je souhaitais vous proposer de découvrir en quoi ses outils ont enrichi ma pratique de kinésithérapeute dans la prise en charge du mal de dos.

Dans cet ouvrage, je passe en revue les différentes causes du mal de dos connues à ce jour et vous propose des solutions naturelles de traitement issues de mon expérience de masseur-kinésithérapeute. Elles sont largement enrichies des connaissances acquises en naturopathie afin d'apporter une réponse holistique à cette problématique qu'est la lombalgie chronique.

QU'EST-CE QUE LA LOMBALGIE CHRONIQUE ?

L'étymologie du mot nous en explique le sens : la lombalgie désigne une douleur (du grec *algein*, souffrir) siégeant dans la partie basse du dos[1]. Elle est dite chronique si cette douleur persiste au-delà de trois mois (parfois six pour certains auteurs).

---

1 Aussi appelée « lombes », du latin *lumbus*, elle désigne les zones musculaires en arrière de l'abdomen, situées de part et d'autre de la colonne vertébrale.

Plus que la durée conventionnelle, ce sont surtout les altérations de la personnalité et du comportement du patient qui marquent l'entrée dans la douleur chronique. En effet, cette souffrance en vient vite à limiter les possibilités d'action. Au-delà de la personnalité, le trait psychologique dominant des patients douloureux chroniques est la dépression, corollaire de la perte d'espoir de guérison[1].

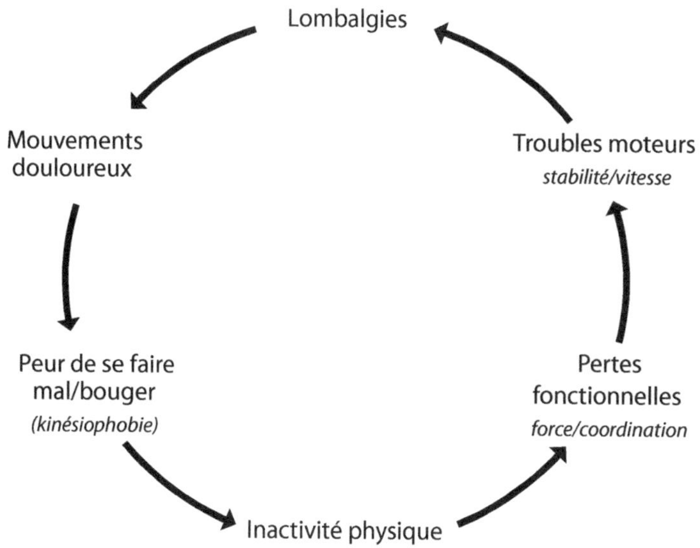

Schéma 1 : Le cercle vicieux des lombalgies

Cette figure illustre « le cercle vicieux de la douleur » que le lombalgique risque de parcourir et qui explique que d'une douleur simple, ce dernier peut parvenir – *via* les différentes

---

1 Sophie Bigot, *Le rôle du stress dans la lombalgie chronique, l'asthme et l'obésité. Approches biologiques et approche psychosomatique*, Éditions universitaires européennes, 2010.

étapes indiquées dans ce cercle – à un état de souffrance chronique et de handicap. Ce parcours doit être interrompu le plus tôt possible, car plus on avance dans le cercle, plus la prise en charge s'avère difficile.

La prévalence des lombalgies est élevée. Dans une population en âge de travailler, plus de deux salariés sur trois ont eu, ont, ou en auront une. Certains facteurs de risques de lombalgie (manutention manuelle, chute, heurt, trébuchement, posture contraignante) se manifestent dans toutes les professions. Cela peut donc toucher tous les travailleurs. Cependant, les répercussions des lombalgies en termes de nombre et de durée des arrêts du travail sont plus importantes parmi les salariés plus exposés : manutentionnaires, conducteurs d'engins, travailleurs de force ou exposés à des postures contraignantes.

Si vous avez mal au dos, vous vous rendrez chez votre médecin traitant. Dans la plupart des cas, aucun examen ne sera fait dans un premier temps. Le praticien vous administrera une prescription de médicaments parmi lesquels on retrouve généralement :

- ★ le paracétamol ;
- ★ les anti-inflammatoires non stéroïdiens (AINS) ;
- ★ éventuellement une prescription de séances chez un masseur-kinésithérapeute.

Si la douleur persiste, votre médecin pourra vous prescrire :

- ★ des antalgiques de niveau II, antalgiques opiacés faibles, qui réduisent la douleur du lombalgique ;
- ★ dans les cas de douleurs intenses, résistantes aux antalgiques de niveaux I et II, des antalgiques de niveau III (opioïdes

forts), mais « seulement au cas par cas » et « en respectant les contre-indications de ces médicaments » ;

- des myorelaxants (seul l'effet antalgique du tétrazépam a fait l'objet d'une étude dans la lombalgie chronique) ;
- voire des antidépresseurs tricycliques dans certains cas[1].

ENVISAGER DES SOLUTIONS NATURELLES

On le sait aujourd'hui, la physiopathologie de la lombalgie chronique est encore mal connue et c'est pourquoi il s'avère parfois difficile d'expliquer aux patients l'origine des douleurs. Ceci est en partie dû au fait que la région lombaire est anatomiquement riche et complexe, composée de vertèbres, de disques intervertébraux, de surfaces articulaires postérieures, de nombreux ligaments, de multiples tendons et de leurs muscles. La région est richement vascularisée et surtout très richement innervée. Toutes ces structures peuvent se trouver touchées par un processus pathologique et donc entraîner des douleurs[2].

Dans un parcours de soins classique, vous commencerez par prendre un traitement médicamenteux comme décrit précédemment. Vous pourrez également pousser la porte d'un cabinet de

---

1 Violaine Badie, « Traitement et prise en charge des lombalgies chroniques », *doctissimo.fr* [En ligne], 2020, doctissimo.fr/html/dossiers/mal_de_dos/sa_7300_mal_dos_education.htm.

2 Sophie Bigot, *Le rôle du stress dans la lombalgie chronique, l'asthme et l'obésité*, *op. cit.*

rééducation. Votre kinésithérapeute aura pour mission d'évaluer l'intensité de votre douleur, sa répercussion sur votre qualité de vie, votre posture, votre force musculaire, votre souplesse, etc. Ce bilan l'aidera à cibler vos besoins : massage, renforcement musculaire, étirements, etc. Cette prise en charge très « mécanique » de la lombalgie suffit la plupart du temps à vous soulager et à permettre la reprise de vos activités et de votre travail. Cependant, face à la chronicité de la douleur, ces techniques s'avèrent souvent insuffisantes.

Dans cet ouvrage, nous allons essayer de comprendre pourquoi, en envisageant les différentes causes de la lombalgie chronique, auxquelles je vous propose des solutions naturelles pour retrouver un équilibre menant à la santé.

Partie 1

Le mal de dos : déceler ses origines et s'en défaire

Chapitre 1

LES CAUSES MÉCANIQUES DU MAL DE DOS

Ne croyez pas tout ce que les radiographies vous disent ! Des travaux analysant sur le plan histologique les anomalies observées sur les cadavres de lombalgiques et de non-lombalgiques ont montré qu'aucune lésion anatomique spécifique ne permettait d'expliquer la survenue des lombalgies, les lésions observées étant similaires dans les deux populations. Cependant, plus les anomalies morphologiques étaient sévères et étendues, plus ces affections étaient fréquentes.

DES CAUSES MÉCANIQUES SOUS-JACENTES

Parmi ces anomalies morphologiques, on peut citer :

- un dérangement intervertébral mécanique (par exemple migration du noyau du disque vers l'arrière) ;

- ★ le processus dégénératif du disque intervertébral[1] ou l'affaissement du disque associé à une impaction des articulaires postérieures et une surcharge du ligament interépineux;
- ★ une anomalie vasculaire par atteinte de l'artère aorte abdominale entraînant des conséquences néfastes pour les disques intervertébraux;
- ★ des phénomènes inflammatoires locaux dus au mécanisme de dégradation du disque intervertébral[2].

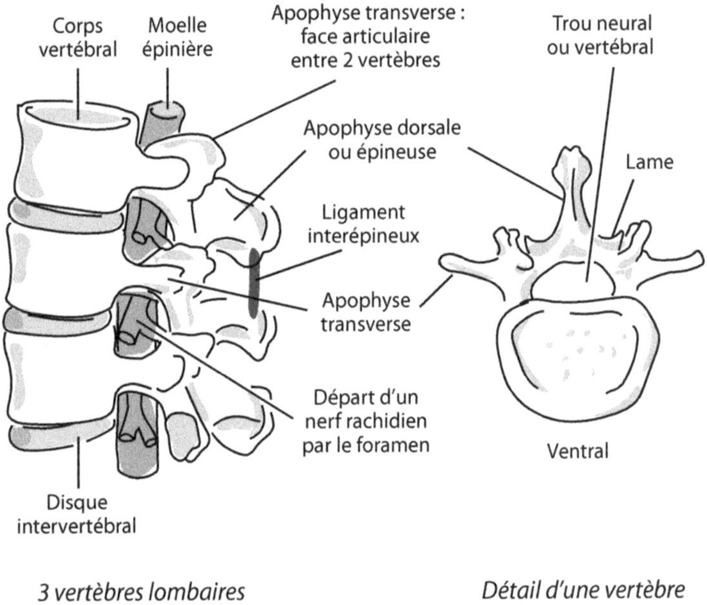

Schéma 2: Anatomie de la vertèbre lombaire

---

1 Migration du disque à l'origine d'une hyperpression sur le ligament vertébral commun postérieur très innervé.

2 Sophie Bigot, *Le rôle du stress dans la lombalgie chronique, l'asthme et l'obésité*, *op. cit.*

Que vos radiographies révèlent quelques anomalies, cela est fort probable, mais que ces dernières soient responsables de vos douleurs, ce n'est pas certain. La réflexion est la même concernant le processus d'arthrose[1]. En effet, on le sait aujourd'hui, l'association douleur/arthrose ne semble pas évidente face aux connaissances anatomiques : l'arthrose, telle que la définit l'Académie de médecine, n'est pas douloureuse, car elle atteint des structures démunies d'éléments sensitifs. Le cartilage est dépourvu de nerf sensitif et le métabolisme du calcium n'est heureusement pas douloureux, sinon, nous souffririons en permanence[2].

Lorsque l'on analyse deux radiographies présentant les mêmes anomalies anatomiques, que ce soit de l'arthrose, des tassements de disque, etc., on peut interroger les patients et se retrouver face à deux tableaux cliniques tout à fait différents : l'un peut se plaindre de douleurs chroniques invalidantes, et l'autre se sentir à merveille. On peut alors se demander où se situe l'erreur dans notre démarche thérapeutique.

La première règle, c'est que l'on n'analyse pas simplement une radiographie, on étudie la clinique d'un être humain. La complexité de la prise en charge d'un patient va bien au-delà d'une lecture d'examen. Là se situe tout l'enjeu de notre investigation.

---

1 Dégénérescence non inflammatoire des articulations par usure du cartilage.
2 Gilles Bacigalupo, *Mal de dos, mal de bouffe*, Éditions du Rocher, 2015.

SÉDENTARITÉ, MANQUE D'ERGONOMIE ET MAL DE DOS

Jusqu'aux années 1970, avant l'automatisation de la majorité des métiers et surtout l'ère numérique qui nous a postés par millions devant un ordinateur, le quotidien impliquait encore un grand engagement du corps. Celui-ci était formé dans l'effort : la plupart des enfants allaient à pied à l'école et les métiers comportaient une importante composante physique (manutention, marche, etc.).

UN MANQUE D'ACTIVITÉ PHYSIQUE

Aujourd'hui, la voiture constitue le principal mode de déplacement. Les enfants passent en moyenne 2h19 par jour devant les écrans pour les moins de 8 ans, et 4h36 pour les 8-12 ans. La mécanisation des tâches et le développement des activités intellectuelles font que l'effort physique a fortement diminué dans les activités professionnelles.

L'activité physique reste souvent cantonnée à une pratique sportive épisodique. Même celui qui va courir une demi-heure chaque dimanche matin a une activité physique très faible par rapport à celle de l'agriculteur, de l'ouvrier ou de l'écolier des années 1950. Il est clair que ceci n'est pas sans conséquences sur la formation des organismes et la relation à la douleur, donc sur la lombalgie.

Ce qui manque aujourd'hui n'est pas l'effort engendré par le fait de soulever un sac de cinquante kilos pour le monter au grenier sur son dos, à l'instar d'un agriculteur en 1950. Cet exercice difficile, qui sollicite beaucoup le dos, n'était d'ailleurs possible que grâce aux capacités acquises lors des efforts de la vie de tous les jours.

Ce qui manque, ce sont les deux ou trois heures quotidiennes de marche, de vélo, de bricolage, de petite manutention qui constituaient le quotidien des Français des années passées : cette sollicitation du corps a quasiment disparu et cette perte nuit à la santé humaine.

La musculature diminue, mais le problème se situe moins au niveau des muscles visibles (biceps) que des nombreux muscles de maintien (ceinture abdominale, etc.) qui permettent la répartition des charges sur les différentes articulations. L'effort se concentre donc souvent sur un point du corps, les vertèbres lombaires par exemple. Les structures qui renforcent et préservent les articulations (tendons, ligaments, muscles) sont aussi moins développées. Ces articulations supportent donc moins bien un effort important. **La concentration de l'effort sur des structures fragilisées débouche directement sur la lombalgie.**

LE BAS DU CORPS PEU MOBILISÉ

La faiblesse de l'activité physique amène à négliger l'utilisation du bas du corps (positionnement des jambes et utilisation des muscles des jambes). La plupart des exercices physiques auxquels nous sommes confrontés sont de faible intensité et peuvent être effectués simplement par les muscles du haut du corps, même s'il faut pour cela « forcer » un peu sur sa colonne.

De ce fait, le bas du corps peu sollicité devient plutôt inapte à l'effort : articulations et muscles perdent en puissance et surtout en souplesse. Plus grave encore, le cerveau n'a jamais pris l'habitude d'utiliser le bas du corps. Il se contente de mobiliser le haut du corps dans la plupart des efforts.

De plus, le surpoids connaît un fort développement dans nos sociétés. Il n'est pas la cause directe de la lombalgie, mais en aggrave souvent les symptômes. Quelqu'un destiné à souffrir de lombalgie aura effectivement une douleur plus importante s'il souffre d'un surpoids de dix kilos au niveau de l'abdomen. Cette charge exerce en effet une traction sur sa colonne vertébrale, principalement au niveau des lombaires, alors que son corps n'a pas développé la masse musculaire et la puissance des articulations en rapport avec cet excès de poids.

L'un des points clés de la lombalgie consiste à utiliser sa colonne vertébrale de façon adéquate : sans trop solliciter un segment plutôt qu'un autre, en déchargeant au maximum les efforts de la colonne sur d'autres parties du corps (notamment les jambes). Cette démarche n'est pas innée. Elle résulte d'un apprentissage progressif qui commence dès l'enfance. Lors de cet apprentissage, l'homme va progressivement expérimenter des comportements et des pratiques. Selon l'efficacité de ces pratiques et la douleur ou la sensation d'aisance qu'elles lui procurent, il va sélectionner les postures les plus efficaces et les moins douloureuses. La sédentarité fait que l'expérimentation se développe insuffisamment.

La faiblesse de l'activité physique prive l'individu de sa capacité à apprendre les bons gestes et les postures adéquates. Par conséquent, l'apprentissage de l'effort physique dans la vie quotidienne ne se fait pas correctement.

Ainsi, on se retrouve confronté à quarante ans, ou même avant, à des efforts physiques difficiles, compte tenu du vieillissement de la colonne vertébrale, faute d'avoir appris à se tenir correctement durant l'enfance et l'adolescence, sans avoir suffisamment appris à vingt ans comment s'y prendre.

Or, si l'individu de vingt ans supporte encore bien la douleur et s'en accommode, celui de quarante y résistera bien plus mal : la lombalgie menace alors de s'installer. **Alors, en tenant compte des changements radicaux du quotidien et de nos activités professionnelles, comment pouvons-nous agir ?**

Ce que nos grands-parents apprenaient naturellement en allant à l'école à pied tous les matins, en jouant dehors ou en travaillant jeune, nous devons nous y initier activement par la compréhension intellectuelle et par des exercices pratiques. Je vous propose donc ci-après des exercices ciblés de renforcement musculaire, d'étirements et quelques notions d'ergonomie qui vous aideront à renforcer, à assouplir et à mieux ressentir votre région lombaire, pour en prendre soin.

Chapitre 2

PRIVILÉGIER L'EXERCICE PHYSIQUE

On le sait aujourd'hui, et de nombreuses campagnes de prévention contre le mal de dos nous y incitent : pour ne pas en souffrir, il faut bouger !

LES BIENFAITS DU MOUVEMENT

Le mouvement permet de :

- ★ nourrir les disques intervertébraux ;
- ★ développer les muscles ;
- ★ entretenir et assouplir les structures collagéniques (ligaments, tendons, etc.) ;
- ★ renforcer les os ;
- ★ maintenir une bonne adaptation cardiovasculaire aux efforts ;
- ★ procurer une sensation de bien-être.

Avoir une bonne condition physique protège de la survenue de lombalgie et évite la chronicisation des douleurs. L'activité physique prévient, maintient et entretient ; elle est indispensable, notamment dans nos modes de vie où nous marchons de moins en moins, où nous circulons sans cesse en voiture, où notre travail nous incite à rester assis plusieurs heures par jour, et où le stress est omniprésent, notre société nous invitant à aller toujours plus vite, à être plus efficace, à courir après le temps…

Que l'on soit sujet au mal de dos ou pas, il est nécessaire de pratiquer une activité physique régulière. Celle-ci doit être d'une part globale, pour rester en bonne santé, de manière régulière, raisonnée et raisonnable. Cela peut être de la marche vive, de la course à pied, de la natation, du vélo, du yoga, de la danse, etc. Peu importe l'activité, du moment qu'elle vous fait plaisir et que vous la pratiquez de façon régulière. D'autre part, elle doit être spécifique pour entretenir le dos, si vous êtes sujet à la lombalgie.

Les exercices pratiqués devront allier :

- renforcement musculaire ;
- étirements ;
- et un travail sur la posture et l'équilibre.

Quelques règles de base

Les exercices ne doivent pas provoquer de douleurs intenses (seulement une tension ou une sensation d'étirement).

Ils doivent être réalisés lentement, sans à-coup, sans brutalité.

Ils doivent être pratiqués régulièrement : au minimum trois fois par semaine.

La respiration doit être libre, calme, et profonde.

RENFORCEMENT MUSCULAIRE

Pour commencer, faites un test d'évaluation musculaire des cuisses. Il s'agit de cet exercice appelé « la chaise », qui a pour but de mesurer la résistance musculaire des membres inférieurs. Il est très important, car vos jambes doivent être suffisamment fortes pour assumer les positions ergonomiques indispensables à l'économie de votre dos.

PLACE À LA PRATIQUE !

DES EXERCICES POUR RENFORCER VOS CUISSES

La chaise

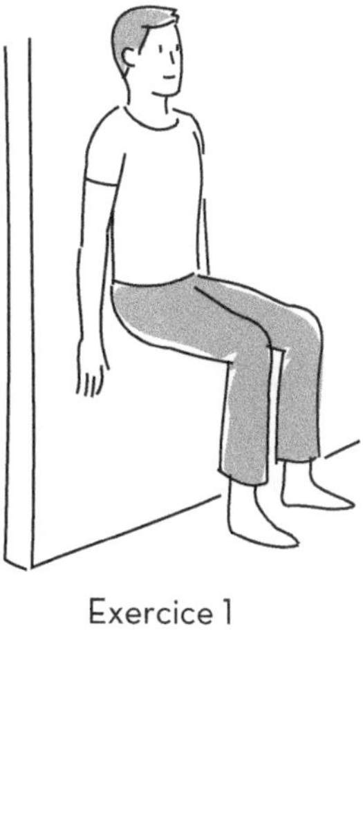

Exercice 1

1. Adossez-vous contre un mur.

2. Le dos doit être bien plaqué, les hanches et les genoux à 90°, les pieds écartés de la largeur du bassin.

3. Chronométrez-vous puis reportez-vous à l'encadré page suivante pour connaître votre niveau.

RÉSULTATS

Si vous tenez plus de 120 secondes, **vous êtes au niveau 5**. Bravo, vos jambes ont la force nécessaire pour économiser votre dos!

Entre 90 et 120 secondes, **vous êtes au niveau 4**, votre dos vous remerciera.

Entre 55 et 90 secondes, **vous êtes au niveau 3**. Attention, si vous prenez trop souvent de mauvaises positions, vous risquez de faire souffrir votre dos !

Entre 35 et 55 secondes, **vous êtes au niveau 2**. Votre dos est trop sollicité, car vos jambes ne sont pas assez renforcées. Vous risquez de l'user prématurément : entraînez-vous !

Entre 0 et 35 secondes, **vous êtes au niveau 1**. Vous faites souffrir votre dos à chaque mauvaise posture, car vos jambes ne sont pas assez fortes pour prendre le relais, alors entraînez-vous !

Les squats

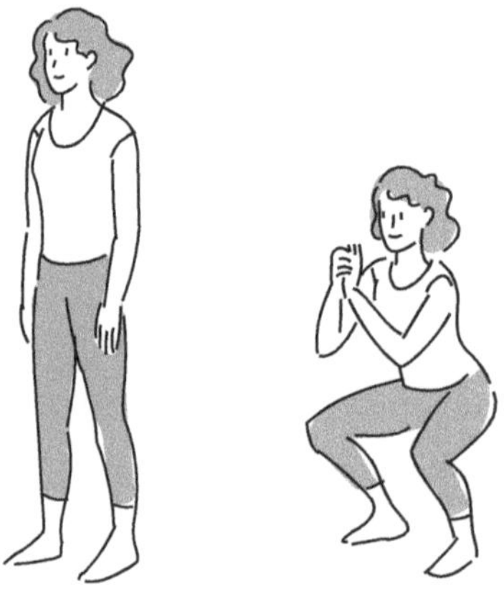

Exercice 2

1. Soufflez en rentrant le ventre en descendant, et inspirez en remontant.

2. Faites trois séries de dix exercices pour commencer, puis progressez en augmentant le nombre de séries.

UN EXERCICE POUR RENFORCER VOTRE DOS

Le pont fessier

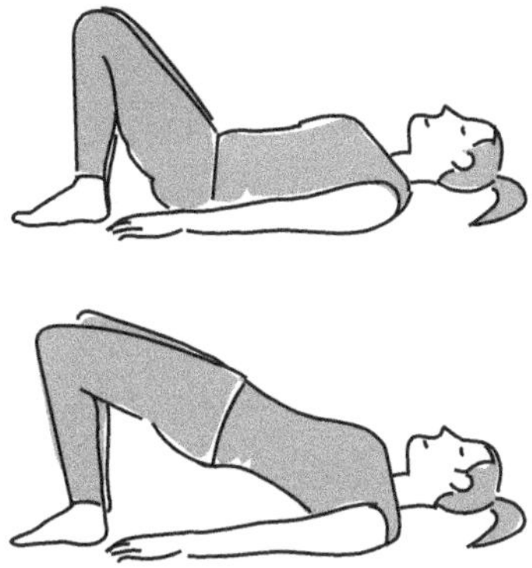

Exercice 3

1. Inspirez en montant les fesses.

2. Soufflez en redescendant.

3. Faites trois séries de dix exercices. Ou tenez la position 30 secondes en respirant profondément.

DES EXERCICES POUR RENFORCER VOS ABDOMINAUX

Renforcement du muscle transverse de l'abdomen

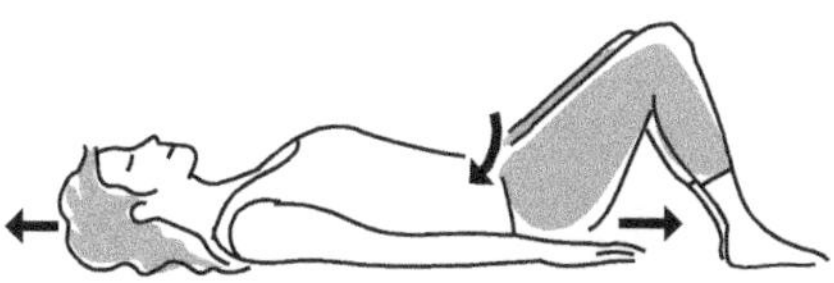

Exercice 4

1. Soufflez profondément jusqu'à vider complètement les poumons.

2. Restez en apnée et rentrez le ventre comme si vous vouliez tirer le nombril vers le fond de la gorge. Vous devez avoir la sensation que votre ventre est aspiré à l'intérieur.

3. Tenez 5 à 10 secondes, puis relâchez pour inspirer.

4. Recommencez l'exercice une dizaine de fois.

Exercice du dos du chat

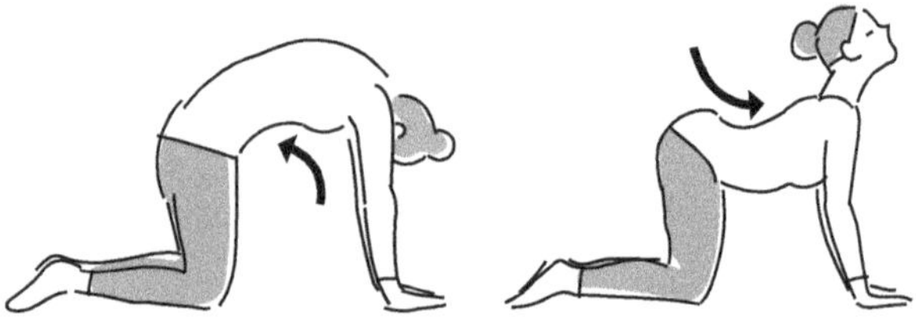

Exercice 5

1. Soufflez en rentrant le ventre, en baissant la tête et en faisant le dos rond.

2. Inspirez en remontant la tête et les fesses, et creusez le dos.

3. Répétez l'exercice une dizaine de fois.

LE GAINAGE

Le gainage est un exercice de renforcement musculaire global du corps, simple et efficace.

1. Reproduisez les différentes positions ci-contre, vos abdominaux doivent être bien gainés à chaque fois.

2. Tenez chacune position pendant 30 secondes avec un temps de récupération de 30 secondes entre chaque planche.

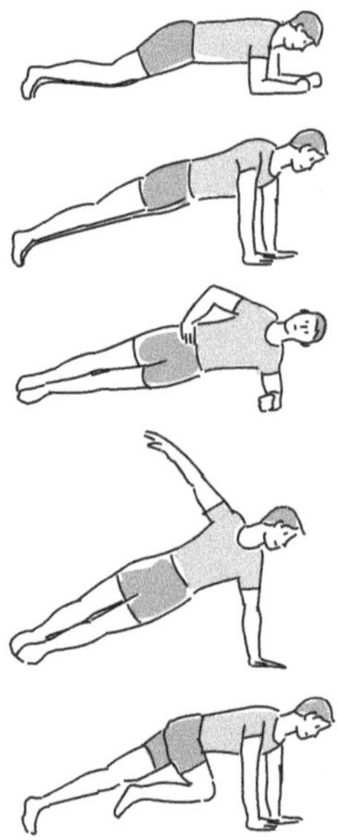

Exercice 6

Chapitre 3

L'IMPORTANCE DES ÉTIREMENTS

Chez tous les individus, les étirements permettent d'entretenir ou de renforcer la souplesse en améliorant l'amplitude de nos mouvements, et en luttant contre la rigidité qui s'installe inéluctablement avec l'âge.

Cette raideur est plutôt néfaste que bénéfique, d'où la nécessité de développer et d'entretenir tout au long de sa vie l'aisance dans la gestuelle. La raideur augmente les contraintes articulaires et favorise les compensations indésirables, ainsi que l'apparition des douleurs.

POURQUOI ET COMMENT ÉTIRER VOS MUSCLES ?

Les étirements permettent aux muscles de retrouver leur longueur initiale, particulièrement après l'effort. Ils ont pour but de diminuer les tensions, d'atténuer les déséquilibres et de rééquilibrer les problèmes de posture. Les étirements passifs présentés ici sont des exercices préventifs et curatifs. Ils visent à vous assouplir afin d'éviter des tensions qui peuvent se répercuter sur votre dos. Ils s'effectuent après l'effort et en aucun cas avant ou pendant celui-ci.

EN PRATIQUE

Quelques recommandations pour s'étirer

Chaque exercice doit se faire dans une position de détente, adaptée à votre morphologie.

Les exercices doivent être effectués sans douleur en fonction du ressenti et de la tolérance de chacun.

Lors de chaque étirement, concentrez-vous sur ce que renvoie votre corps: ressentez les tensions, les tiraillements agréables ou parfois douloureux, apprenez à les tolérer, notamment en ayant recours à une respiration lente et profonde, et contrôlez vous-même le degré de tension. Ainsi, vous progresserez.

Vous devez ressentir un tiraillement bien supporté, sans tremblement, ni douleur, sans conséquence dans le temps. Si vous allez trop loin, vous ressentirez un tiraillement plus marqué, puis une gêne le lendemain et pendant deux jours.

Si vous atteignez une phase de rupture, vous ressentirez un tiraillement douloureux, une difficulté à vous relâcher, de la gêne et une douleur pendant quatre à cinq jours. Cette phase ne doit jamais être atteinte!

Dans votre pratique, évitez :

- ★ les tractions brusques, les à-coups ;
- ★ les étirements « à froid » sans échauffement ;
- ★ l'abus de postures passives si vous avez un excès de flexibilité ;
- ★ les étirements passifs avant un effort ;
- ★ les étirements au-delà du seuil limite (période de rupture) ;
- ★ la pratique intense du sport sans étirement ;
- ★ de nouveaux étirements (si des douleurs, liées à une séance d'étirement trop intense la veille ou quelques jours auparavant, persistent).

PLACE À LA PRATIQUE !

Les étirements décrits ici sont des exercices de base qu'il est important de faire régulièrement, que l'on ait ou pas mal au dos. C'est de la médecine préventive !

Mettez-les en œuvre trois fois par semaine et/ou après chaque entraînement physique et vous n'aurez jamais mal au dos ! Maintenez chaque posture au moins une minute de chaque côté.

L'ÉTIREMENT DES ISCHIO-JAMBIERS

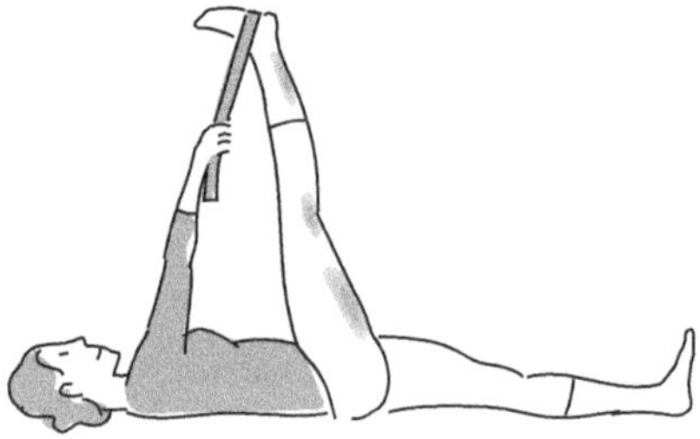

Exercice 7

1. Allongez-vous sur le dos, amenez votre cuisse à 90°.

2. Puis, à l'aide d'une sangle ou d'une ceinture, crochetez votre pied de façon à le tirer vers vous pour allonger la jambe.

Il se peut que vous n'arriviez pas à tendre complètement le genou ; ce n'est pas grave, c'est un objectif à atteindre progressivement. L'essentiel est que vous sentiez un tiraillement derrière la cuisse, le genou, et éventuellement le mollet (plus la sangle est positionnée sur l'avant du pied, plus vous étirez votre mollet).

L'ÉTIREMENT DU QUADRICEPS (DROIT FÉMORAL)

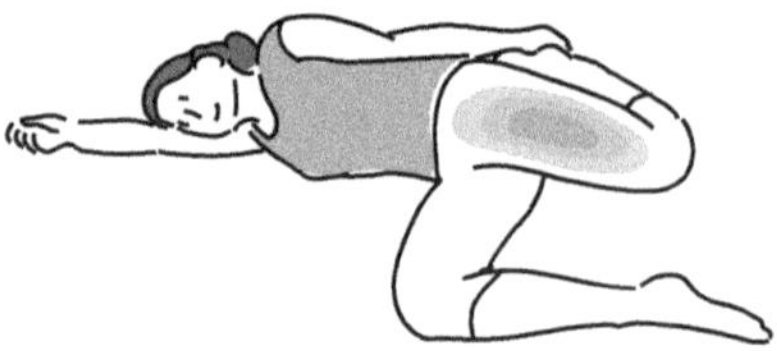

Exercice 8

1. Allongez-vous sur le côté, pliez bien votre jambe au sol.

2. Tirez votre pied opposé de façon à ramener le genou vers l'arrière. Vous devez sentir un tiraillement à l'avant de la cuisse.

L'ÉTIREMENT DU PSOAS

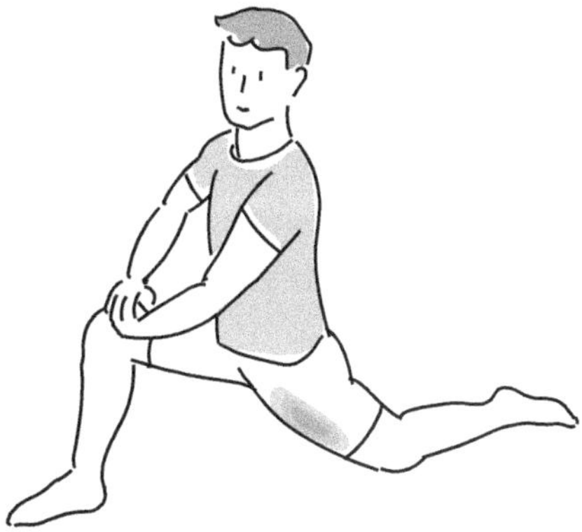

Exercice 9

1. Mettez un genou au sol et l'autre jambe en avant avec le genou plié à 90° (position du chevalier servant).

2. Laissez votre bassin avancer de manière à sentir un tiraillement dans la hanche de la jambe au sol (pli de l'aine).

L'ÉTIREMENT DES ADDUCTEURS

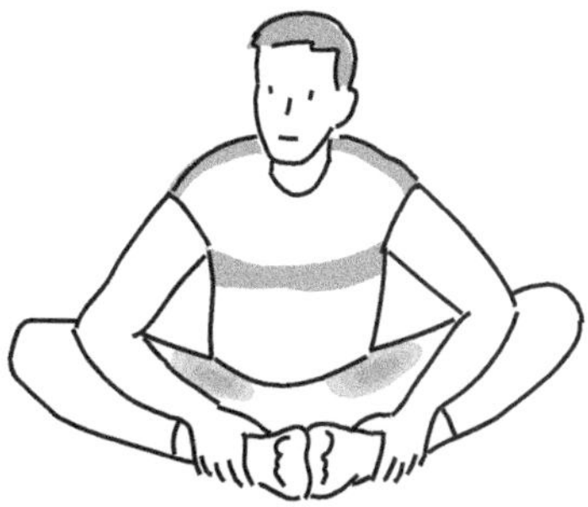

Exercice 10

1. En position assise, placez vos plantes de pied l'une contre l'autre.

2. En tirant les fesses vers l'arrière et le nombril vers l'avant, poussez vos genoux avec vos coudes de façon à ouvrir les hanches. Vous devez sentir un tiraillement à l'intérieur des cuisses.

L'ÉTIREMENT DES FESSIERS

1. Allongez-vous sur le dos, placez votre cheville droite au-dessus du genou gauche.

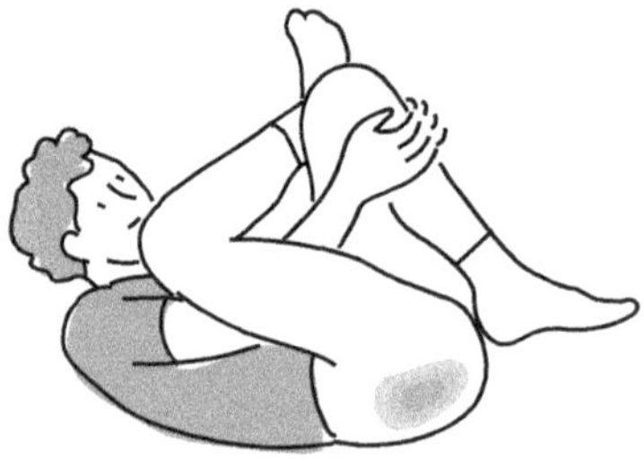

Exercice 11

2. Puis avec vos mains placées sous la cuisse ou sous le genou gauche, tirez la jambe gauche vers vous. Vous devez sentir un tiraillement dans la fesse droite.

3. Changez de côté.

L'ÉTIREMENT DES FESSIERS PROFONDS

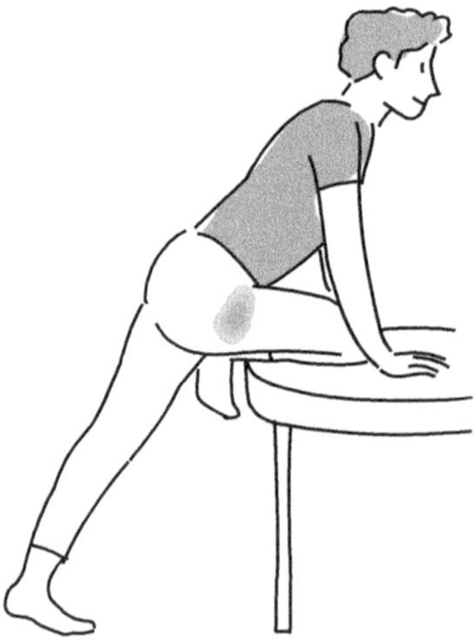

Exercice 12

1. Sur une table (solide !), couchez votre cuisse sur sa face externe de façon à avoir le pied bien à l'intérieur.

2. Rapprochez tranquillement votre nombril de votre pied, l'autre jambe étant posée au sol, le genou légèrement fléchi.

L'ÉTIREMENT DE LA RÉGION LOMBAIRE

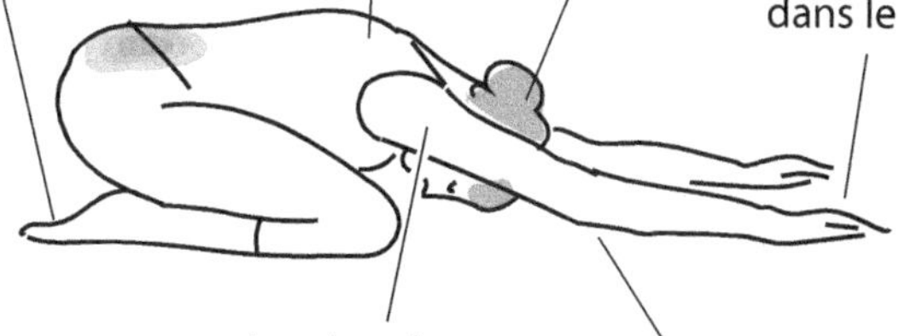

Exercice 13

1. En partant de la position à genou, venez poser vos fesses sur vos talons.

2. Glissez les mains en avant, tête relâchée jusqu'à ce que vous ressentiez un étirement dans la région lombaire.

3. Inspirez et expirez profondément dans le ventre afin « d'ouvrir » le bas du dos pendant que vous l'étirez.

L'ÉTIREMENT DE LA CHAÎNE POSTÉRIEURE

Il peut se faire debout ou allongé.

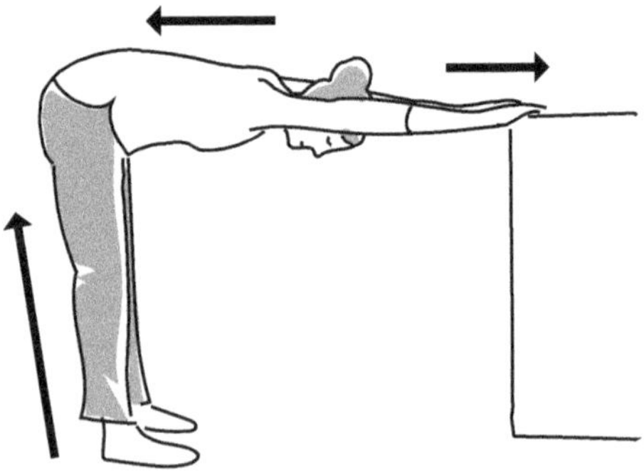

Exercice 14a. Étirement de la chaîne musculaire postérieure en position debout

Debout

1. Les mains en appui sur une table, tendez les bras et commencez par vous positionner : le dos bien plat, les genoux restants fléchis. Peut-être sentirez-vous déjà l'étirement le long de votre colonne (notamment dans le milieu du dos, sous les omoplates).

2. Si cela n'est pas suffisant, tendez progressivement les genoux.

3. Pensez à tirer le sommet du crâne vers l'avant et les fesses vers l'arrière afin « d'allonger » la colonne vertébrale.

4. Maintenez la position 30 secondes en respirant profondément.

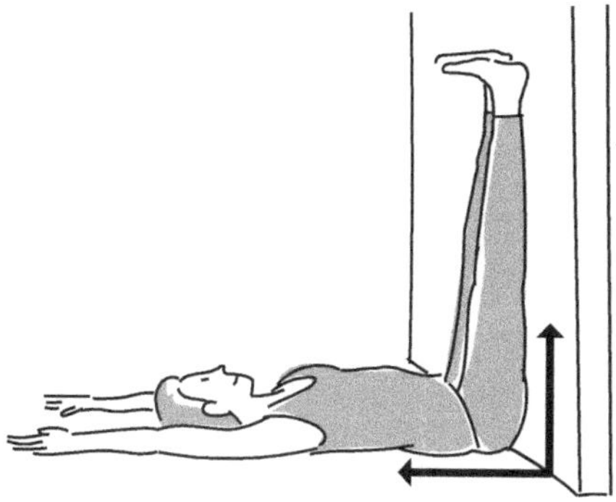

Exercice 14b. Étirement de la chaîne musculaire postérieure en position allongée

Allongé

1. Allongez-vous contre un mur. Les jambes étant positionnées à la verticale, plaquez les fesses contre le mur, puis tirez les orteils vers vous.

2. Si vous êtes souple, vous pourrez également tendre les genoux avant de sentir l'étirement à l'arrière des jambes. Si vous êtes plus raide, gardez une légère flexion de genou. L'important est de sentir le tiraillement à l'arrière des cuisses.

3. Placez vos bras au-dessus de la tête, mains étirées vers l'arrière. Le dos doit rester plaqué contre le sol.

4. Maintenez la position 30 secondes en respirant profondément.

Si vous êtes sujet à une lombalgie spécifiquement liée à un dérangement discal, vous devrez vous diriger vers un masseur-kinésithérapeute formé à la méthode McKenzie. Cette technique reconnue a mis en place des protocoles très précis d'exercices qui vous permettront de devenir acteur de votre rééducation et de récupérer rapidement de votre lombalgie.

Chapitre 4

QUELQUES NOTIONS D'ERGONOMIE : L'ÉCONOMIE RACHIDIENNE

Afin de protéger votre dos, il est important de connaître les positions économiques indispensables dans votre quotidien, celles qui respectent les courbures de la colonne vertébrale et qui équilibrent le travail musculaire.

LA POSTURE AU TRAVAIL

Votre position au travail, maintenue plusieurs heures par jour, conditionne votre posture, et peut donc être susceptible de déclencher ou d'entretenir un mal de dos.

Du côté des patients

Alain, un patient est venu me consulter pour des douleurs lombaires chroniques. Exerçant le métier de commercial, il passait beaucoup de temps dans sa voiture à travers la France. Au fur et à mesure des années, sa courbure lombaire (le creux naturel en bas de sa colonne vertébrale) avait diminué, du fait de sa mauvaise position assise au volant.

En plus de massages, d'étirements et de renforcement musculaire pour retrouver une posture correcte, Alain a adopté un coussin lombaire dans son véhicule pour respecter sa cambrure, pris des pauses régulières pour marcher quelques minutes et détendre son dos au cours de ses journées de déplacement et s'est imposé une séance de sport une à deux fois par semaine pour entretenir sa musculature et sa souplesse. Depuis, il n'est plus embêté par son mal de dos !

Brigitte, une patiente comptable, souffrait de douleurs lombaires depuis de nombreuses années. Très stressée et sous pression à cause de son supérieur, elle était en surpoids et ne prenait que très peu de temps pour elle, car elle consacrait tout son temps à son travail, assise devant son ordinateur. À force de questionnements, j'ai mieux compris sa problématique.

D'une part, elle travaillait à un poste très peu adapté. Ainsi, il a fallu qu'elle réorganise son espace de travail : elle a modifié l'emplacement de son clavier et de ses classeurs, recentré et rehaussé son écran d'ordinateur, ajusté l'éclairage de la pièce, et enfin, demandé une chaise ergonomique et un marchepied à son supérieur. Après plusieurs arrêts de travail liés au mal de dos de Brigitte, ce dernier a estimé important que son employée travaille dans les meilleures conditions possible.

En plus de cet aspect ergonomique, nous avons agi sur différents plans : un rééquilibrage alimentaire et des plantes ciblées pour l'aider à perdre du poids, des exercices de respiration et des huiles essentielles pour mieux gérer son stress, et une communication plus ferme avec son employeur pour ne plus se laisser crouler sous des heures de travail supplémentaires. Ce nouvel emploi du temps lui a même permis de s'inscrire dans un club de sport pour prendre une heure pour elle chaque semaine. Quels changements et quelle amélioration dans sa qualité de vie !

UN AUTRE EXEMPLE : LE PORT DU STÉRILET

Voici un dernier exemple qui relève moins de l'ergonomie pure mais que je trouve important d'aborder, car il a concerné plusieurs de mes patientes : le port du stérilet. De nombreuses femmes optent pour cette technique de contraception (qu'elle soit mécanique – stérilet au cuivre – ou hormonale) et heureusement pour la plupart, elle est bien supportée.

Cependant, je me suis retrouvée en séance face à des femmes qui me consultaient pour des douleurs lombaires basses avec parfois des irradiations dans les fesses et dans les jambes, si importantes que cela les gênaient beaucoup pour travailler ou dans leur quotidien.

Après plusieurs séances de rééducation sans résultat probant, et sachant que ces douleurs pouvaient être d'origine mécanique, liées à la présence de ce corps étranger dans leur utérus (organe anatomiquement lié au sacrum et aux dernières vertèbres lombaires), j'ai plusieurs fois fini par suggérer à mes patientes d'opter pour le retrait de leur stérilet, en les laissant bien sûr libres de leur décision, et en leur donnant des conseils de contraception naturelle efficace.

Deux d'entre elles ont choisi de le faire retirer, et n'avaient plus aucune douleur au bout de dix jours. Les deux autres femmes concernées n'ont pas voulu prendre cette décision et ont continué régulièrement les soins de kinésithérapie, d'ostéopathie et des exercices pour soulager leurs douleurs.

Vous l'avez compris, dans n'importe quel métier, l'ergonomie s'avère essentielle, et pour soigner ou prévenir votre mal de dos, il importe de connaître les bonnes positions à adopter dans son quotidien.

DES POSITIONS ÉCONOMIQUES INDISPENSABLES

À pratiquer sans modération, les positions économiques indispensables doivent devenir un réflexe ! Il s'agit :

- ★ des fentes ;
- ★ du chevalier servant ;
- ★ de la flexion des genoux ;
- ★ de la position penchée en avant ;
- ★ du balancier ;
- ★ du lever ou de la descente du lit ;

- de la position assise ;
- des étirements ciblés sur le haut du corps.

PLACE À LA PRATIQUE !

LES FENTES

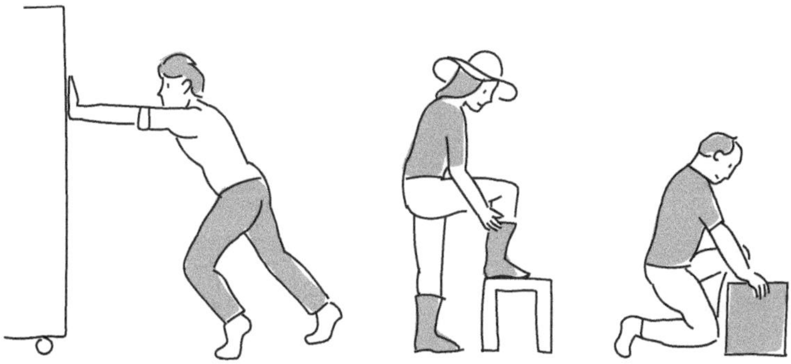

Exercice 15

Comment ?

En passant une jambe en avant et une jambe en arrière, vos lombaires seront protégées.

Pour quelle utilité ?

Cette position est utile pour toutes les tâches à effectuer en mouvements de « va-et-vient », comme passer l'aspirateur, la serpillière, le balai, etc., ou encore pour pousser des objets lourds, lacer ses chaussures, etc.

LE CHEVALIER SERVANT

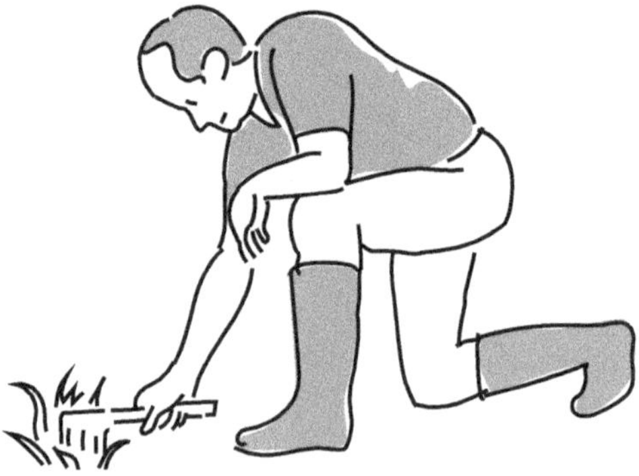

Exercice 16

Comment ?

Placez un genou au sol et fléchissez l'autre jambe à 90°.

Pour quelle utilité ?

Cette position sert pour toutes les tâches à effectuer en position basse : faire le lit, habiller ou déshabiller un enfant en bas âge, chercher quelque chose dans un placard bas, ramasser un objet au sol, etc.

LA FLEXION DES GENOUX

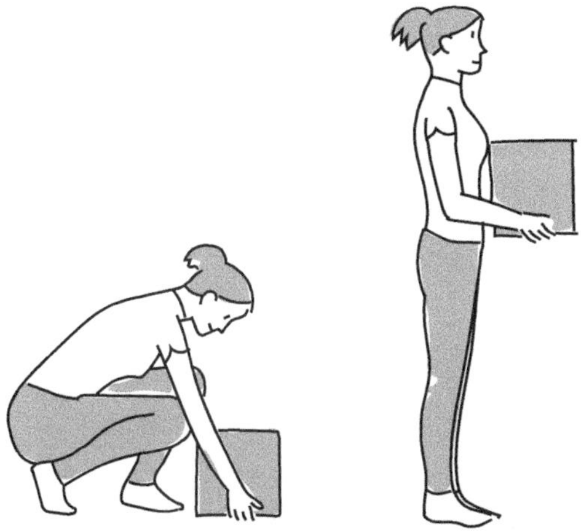

Exercice 17

Pour quelle utilité ?

Cette position permet de se baisser sans contraindre la région lombaire. Elle est également utile pour toutes les tâches à effectuer en position basse : ramasser un objet au sol ou porter une charge lourde, lacer ses chaussures, etc.

Comment ?

Fléchissez les genoux et tirez les fesses en arrière, à condition d'avoir assez de souplesse au niveau des ischio-jambiers pour permettre la bascule du bassin !

LA POSITION PENCHÉE EN AVANT

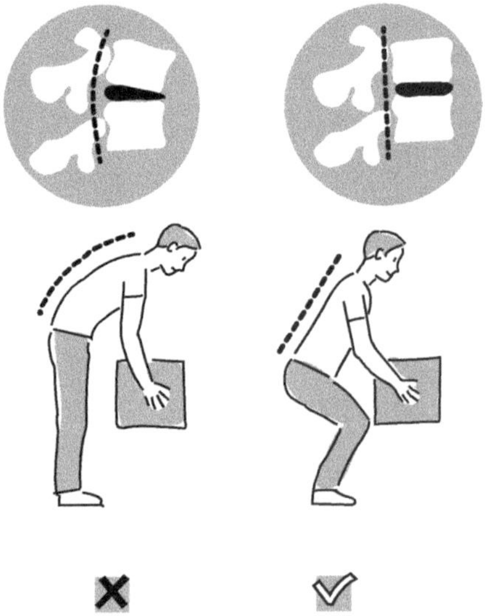

Exercice 18

Pour quelle utilité ?

Cette position est utile dès que l'on doit se pencher en avant pour attraper quelque chose, charger ou décharger un coffre, un lave-vaisselle, bricoler sur un plan de travail assez bas, etc.

Comment ?

Comme pour la position précédente, fléchissez les genoux et faites attention à bien tirer les fesses en arrière. Si vous n'y parvenez pas, étirez régulièrement les muscles de l'arrière des cuisses (les ischio-jambiers) pour gagner en souplesse et épargner vos lombaires ! Si les muscles de la partie arrière des cuisses sont trop raides, ils vont tirer le bassin en arrière, créant ainsi un pincement au niveau des disques lombaires.

LE BALANCIER

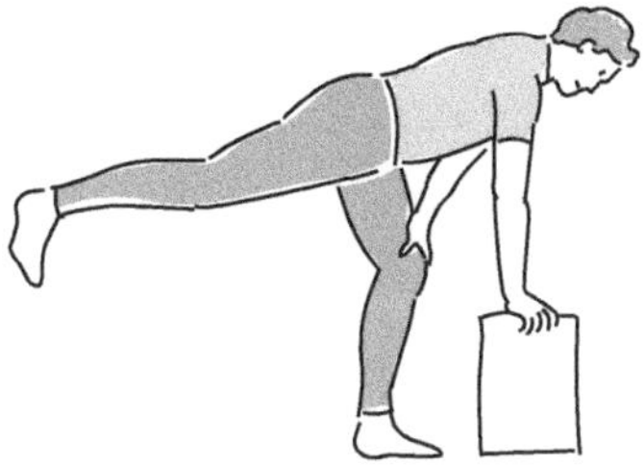

Exercice 19

Pour quelle utilité ?

Cette position est utile pour ramasser un objet léger au sol ou sur une table basse.

LE LEVER OU LA DESCENTE DU LIT

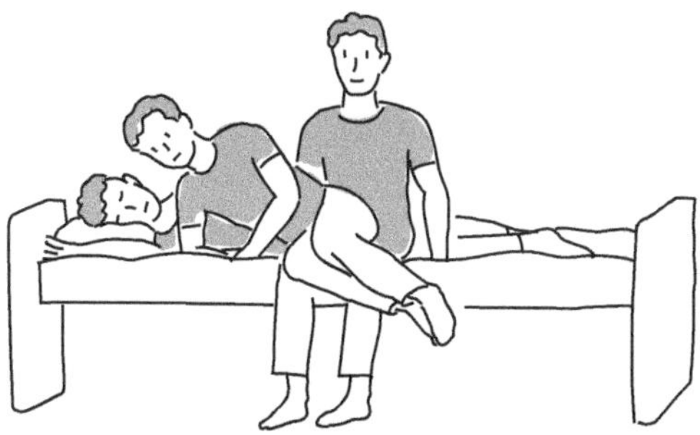

Exercice 20

Comment ?

Basculez les deux jambes ensemble en pliant les hanches et les genoux pour sortir les pieds du lit. Gardez le dos droit. Aidez-vous d'un coude pour pousser sur le lit et vous redresser.

LA POSITION ASSISE

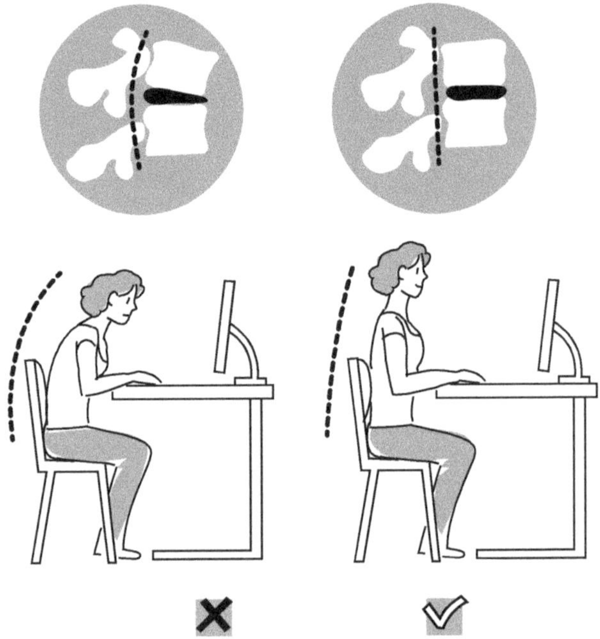

Exercice 21

Comment ?

Vos pieds doivent être posés au sol ou sur un marchepied si nécessaire, les genoux plus bas que les hanches. En effet, quand les hanches sont plus hautes que les genoux et fléchies à 130°, la mobilité du bassin se trouve facilitée. Le bassin part en avant, la courbure des lombaires est respectée et le dos droit, le regard se rapproche de l'horizontal et le support visuel est face à vous, pour ne pas mettre en tension la région cervicale. Surtout pas d'écran latéral ou alors c'est votre chaise qui doit tourner pour passer d'un écran à un autre en poussant sur les pieds.

Les épaules doivent être relâchées, les avant-bras posés sur des accoudoirs ou en appui sur le bureau, les coudes à 90° et les mains dans l'axe des avant-bras.

Pour quelle utilité ?

Cette position assise ergonomique est indispensable, surtout si vous travaillez assis plusieurs heures par jour. Le corps n'est pas programmé physiologiquement pour subir la position assise prolongée, pour ne pas contraindre la région lombaire. Par conséquent, choisissez bien votre assise : chaise ergonomique, gros ballon ou coussin gonflable sur votre chaise de travail, tabouret haut et bureau debout, etc.

Choisissez bien votre siège !

Le siège doit :

- être réglable en hauteur et en inclinaison (vers l'avant) ;
- être pivotant ;
- être sur roulettes ;
- avoir des accoudoirs (avec les appuis répartis, on soulage les lombaires).

Si votre siège n'est pas adapté, tout n'est pas perdu, à vous de vous adapter à celui-ci !

Attention également à l'environnement de travail : la luminosité et la température de la pièce, l'éclairage de votre écran. Ayez toujours une bouteille d'eau ou un Thermos de tisane sur la table pour vous hydrater. Le travail sur l'ordinateur et la sédentarité vont vous déshydrater progressivement sans que vous ayez pour autant la sensation de soif. Une fois que ces conditions optimales sont réunies, pensez à vous lever et faire quelques pas, à raison d'une pause mobile toutes les 90 minutes ou 2 heures maximum.

EN PRATIQUE

Mobilisez vos cervicales

Pendant votre journée de travail, faites régulièrement des exercices de mobilisation des cervicales, des épaules et des bras.

Pour cela, n'hésitez pas à réaliser les exercices détaillés ci-dessous.

Étirez-vous trois fois par jour quand vous prenez une pause.

QUELQUES EXERCICES POUR DÉTENDRE LA RÉGION CERVICALE ET LES ÉPAULES

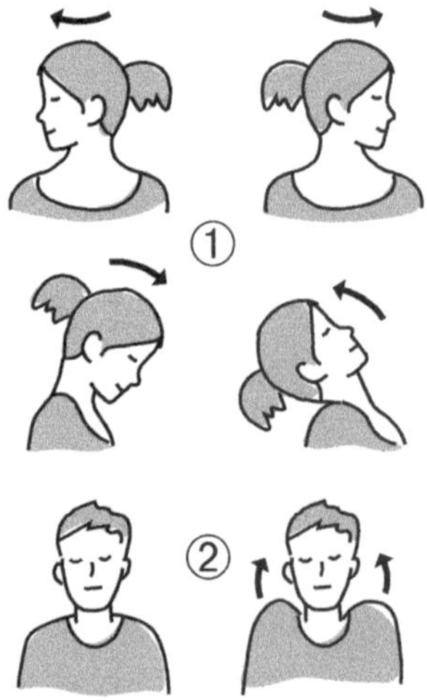

Exercice 22a

1. Commencez par mobiliser votre tête en douceur dans toutes les directions : de bas en haut, sur les côtés en inclinant l'oreille vers l'épaule puis en tournant la tête à droite et à gauche.

2. Inspirez en montant les épaules vers les oreilles et soufflez en relâchant d'un coup pour laisser retomber les épaules.

Vous pouvez aussi faire des grands cercles avec les épaules vers l'arrière puis vers l'avant.

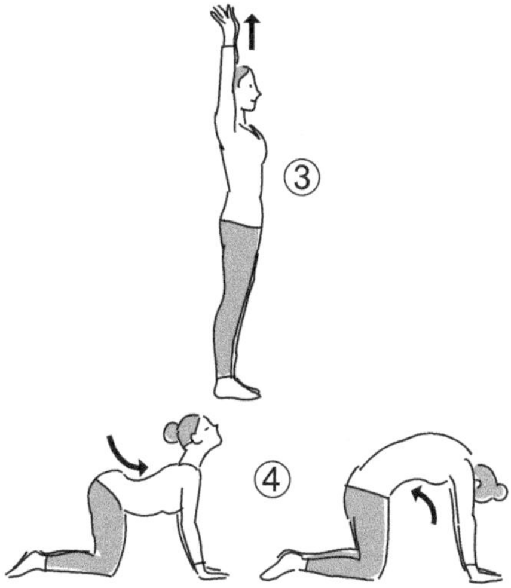

Exercice 22b

3. Pour un étirement global, inspirez en montant les mains vers le ciel et en imaginant qu'un petit fil tire le sommet de votre crâne vers le haut, puis soufflez en relâchant et en descendant les bras.

4. Inspirez en creusant le dos puis soufflez en faisant le dos rond.

Du côté des patients

Cécile est secrétaire. Elle vient me consulter pour des maux de tête importants, ainsi que des douleurs lombaires. Les séances la soulagent rapidement mais dès sa reprise du travail, les douleurs reviennent. N'étant pas sûre de la bonne ergonomie de son poste de travail, je lui demande de bien vouloir se faire prendre en photo à son bureau. L'observation de ces clichés me permet de prendre conscience du problème.

En effet, Cécile a une position assise voûtée dans un fauteuil, sans appui stable au sol et un écran d'ordinateur si bas qu'il lui impose d'incliner fortement la tête vers le bas et de relever les yeux pour y voir clair… Nous reprenons ensemble sa posture : il faut qu'elle soit assise plus avancée sur son siège, le dos droit, les pieds en appui au sol et que son écran d'ordinateur soit juste à hauteur du regard afin qu'elle puisse lire en ayant un bon port de tête et les yeux dans l'axe de son écran. Le résultat est immédiat : dès l'adoption d'une posture adaptée, les douleurs de Cécile disparaissent.

LES ÉTIREMENTS CIBLÉS SUR LE HAUT DU CORPS

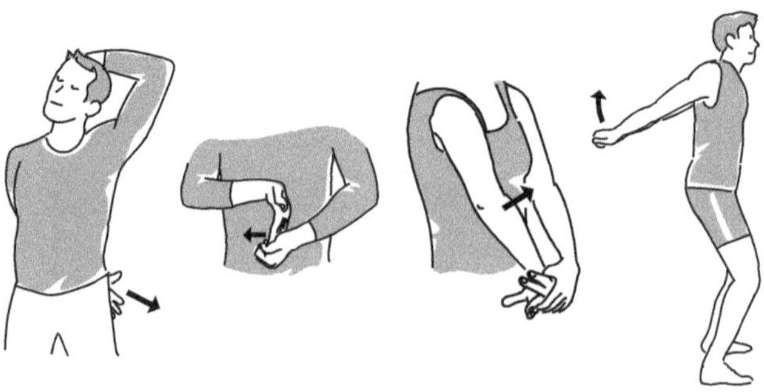

Exercice 23

1. Étirez les épaules, autrement dit les trapèzes (muscles latéraux du cou), les poignets, les avant-bras et les pectoraux.

2. Maintenez chaque position une minute en respirant profondément, et reproduisez de chaque côté.

La vision « mécanique » de la lombalgie, telle que j'ai pu l'analyser lors de mes études de kinésithérapie, m'a amenée à ressentir quelques frustrations. Pourquoi quelqu'un qui n'est pas sédentaire, qui a retrouvé une certaine souplesse, de la force et qui est motivé dans sa rééducation n'arrive-t-il pas à se libérer de ses douleurs ?

Qu'est-ce qui, physiologiquement, peut avoir une influence sur cette fameuse lombalgie ? Cette impasse pratique et théorique, étayée par de nombreuses lectures sur la santé en général, m'a amenée à reprendre un cursus d'études en naturopathie. Cette aventure dans l'exploration de la santé et du bien-être a démarré en 2015 et a marqué un tournant dans ma vie de thérapeute. Parlons-en dans la partie suivante !

Partie 2

L'impact de l'alimentation sur la lombalgie chronique

Chapitre 5

ET VOTRE VENTRE DANS TOUT ÇA ?

Ma première motivation à reprendre un cursus d'études en naturopathie a été d'enrichir mes connaissances sur l'alimentation. En effet, elle est notre premier carburant. Dans notre société, elle s'invite trois à quatre fois par jour dans notre quotidien (si ce n'est plus !), et rythme nos journées, notre vie sociale, elle est présente partout, tout le temps. Il est évident qu'elle joue un rôle primordial dans notre santé.

SUR-NOURRIS, MAIS DÉNUTRIS

Seriez-vous prêt à tenter de mettre de l'essence pour faire avancer votre véhicule qui fonctionne au diesel, ou inversement ? Bien sûr que non ! Comme la voiture, **notre corps a des besoins bien spécifiques, et si l'on veut une santé optimale, il faut avoir une alimentation optimale**.

Lors de leur remise de diplôme, les médecins récitent un célèbre texte : « le serment d'Hippocrate » sur l'éthique de la pratique médicale. L'une des grandes citations de ce médecin grec né vers 460 av. J.-C. était : « Que ton aliment soit ta seule médecine. » Ces fondements de la médecine traditionnelle ont été bien négligés, et il me paraît aujourd'hui primordial de revenir à ces connaissances de base.

Manger sainement aujourd'hui est devenu un sacré défi. La transformation des aliments par l'industrie agroalimentaire, l'élevage intensif, l'agriculture de masse… tout aujourd'hui conduit à augmenter nos productions alimentaires mais également à dégrader leur qualité nutritive. Jean-Marie Pelt, agrégé de pharmacie, grand spécialiste de botanique et d'écologie, affirme que nous sommes sur-nourris mais dénutris. Depuis le début des années 1970, nous avons sensiblement augmenté le nombre de calories ingérées quotidiennement, mais nos aliments possèdent en moyenne un bon tiers de nutriments en moins[1].

Ces carences ne sont pas quantifiables au quotidien puisque dans nos pays occidentaux, elles ne concernent en général pas les nutriments de base (appelés nutriments énergétiques) qui nous donnent de l'énergie : protéines, lipides et glucides. En revanche, elles concernent des nutriments dits essentiels que sont les vitamines, les minéraux et les oligo-éléments. Ces éléments ne produisent pas en eux-mêmes notre énergie, mais participent de façon active à toutes les réactions chimiques de notre organisme, et sont indispensables à leur optimisation. Ces carences sont décelables par une prise de sang spécifique ordonnée par le médecin traitant. Parmi les carences les plus courantes en France, on retrouve celles en fer, en magnésium,

1 Gilles Bacigalupo, *Mal de dos, mal de bouffe*, *op. cit.*

en vitamine D, en calcium et en zinc, pour n'en citer que quelques-unes.

Des carences tous azimuts

La carence en magnésium, qui toucherait 23 % des femmes et 18 % des hommes en France, provoque stress, fatigue, irritabilité, crampes et spasmes musculaires.

La carence en vitamine D concerne plus de la moitié de la population. Cette vitamine joue un rôle important sur la santé osseuse et la fixation de calcium adapté à l'organisme, notamment pour le développement des os et des dents.

Une légère carence en zinc se produit assez fréquemment. Elle peut causer de la fatigue, des rhumes à répétition, un manque d'appétit ou encore une dépression. Les alcooliques, les diabétiques, les personnes souffrant de troubles rénaux ou de troubles de l'absorption digestive et les personnes atteintes du VIH ont davantage de risques de souffrir de cette carence[1].

DÉNUTRIS… MAIS EN SURPOIDS ?

Ce sont les vertèbres lombaires qui soutiennent le corps. Le poids exerce une pression sur cette partie de la colonne vertébrale. Il est donc logique qu'en cas de surcharge pondérale, la colonne vertébrale se fragilise. Les disques intervertébraux se compriment et se déshydratent. Ainsi, les personnes obèses ou en surpoids ont plus de risques de lombalgie. Une étude a mis en évidence qu'un indice de masse corporelle (IMC) supérieur à 25 augmentait le risque de lombalgie et de dégénérescence du disque intervertébral.

---

1 « Carences alimentaires : comment les éviter ? », *Passeport Santé* [En ligne], passeportsante.net/fr/Actualites/Dossiers/DossierComplexe.aspx?doc=comment-eviter-carences-alimentaires-les-carences-les-plus-courantes#.

EN PRATIQUE

Calculez votre IMC !

Appliquez la formule suivante : IMC = Poids/(Taille)^2
Le poids doit être en kg et la taille en m.

Le surpoids (et la sédentarité qu'il entraîne) constitue donc un facteur très important à prendre en compte dans la prise en charge de la lombalgie. Il convient d'envisager une perte de poids en associant une alimentation équilibrée à une activité physique régulière. Le problème est donc posé. En France comme dans d'autres pays occidentaux, notre malbouffe nous amène à survivre, et non plus à vivre. Nous nous habituons au surpoids, avec des symptômes que l'on pense anodins : perte de cheveux, irritations ou problèmes de peau, maux de ventre, douleurs articulaires et musculaires, essoufflements à la montée des escaliers, etc., et nous nous éloignons de notre ressenti corporel.

Les méthodes de culture, de transport, de conservation, infligées par notre civilisation industrielle et commerciale nous incitent à acheter des aliments transformés, sans aucun apport nutritif et dans lesquels on se vante parfois d'ajouter des vitamines et des minéraux, qui ne sont la plupart du temps pas assimilables par l'organisme.

Des aliments nourrissants

Une molécule incorporée dans un aliment n'est pas bio-disponible. Autrement dit, notre organisme ne la reconnaît pas comme étant assimilable. Pour cela, il est indispensable qu'elle soit présente naturellement dans l'aliment[1].

1 Gilles Bacigalupo, *Mal de dos, mal de bouffe*, *op. cit.*

Chapitre 6

LES CONSÉQUENCES D'UNE MAUVAISE ALIMENTATION

En naturopathie, nous étudions beaucoup la nutrition et son impact sur notre santé. Malheureusement peu connue du grand public, l'origine viscérale du mal de dos est pourtant assez fréquente, compte tenu du lien anatomique direct entre les vertèbres lombaires et les intestins. On sait aujourd'hui qu'une alimentation déséquilibrée peut, de différentes façon, entretenir une lombalgie. Nous allons voir ensemble par quels mécanismes cela peut arriver.

LA QUALITÉ DES GRAISSES ET SON IMPACT SUR LA SANTÉ

La réserve graisseuse représente en moyenne 20 % du poids du corps dans les régions occidentales. Les cellules graisseuses, appelées aussi « adipeuses », ne se trouvent pas uniquement dans l'hypoderme (couche constituante de la peau), mais circulent en permanence dans l'organisme avant d'être expulsées puis remplacées chaque jour par la digestion, en étant évacuées dans les selles par le côlon (notre gros intestin). Mais il arrive qu'elles circulent trop lentement ou plus du tout. Ainsi, nous en trouvons autour de chaque organe et la masse excessive accumulée autour de l'un d'eux indique en général un mauvais fonctionnement de cet organe. Le tissu graisseux peut parfois s'hypertrophier dans le derme en formant un lipome. Il n'y a alors plus de libre circulation des graisses. Avec le temps, les tissus de la zone en question vont se rigidifier, créer des adhérences, les muscles se contracter par manque de vascularisation… ceci peut expliquer la genèse d'une lombalgie chronique.

En parallèle, nos cellules graisseuses jouent un autre rôle : collecter tous les déchets de notre organisme. Par la captation active des toxines, nous pouvons considérer nos cellules graisseuses comme faisant partie intégrante de notre système immunitaire. Notre organisme stocke dans nos graisses, après les avoir captés, les produits toxiques, poisons, colorants, pesticides, métaux lourds, édulcorants qu'il ne peut assimiler. Lorsque le corps fonctionne bien, les graisses ainsi chargées sont expulsées chaque jour. Emprisonnés dans nos adipocytes (cellules graisseuses), les éléments indésirables ne peuvent se déposer dans nos organes. Étant chargées de transporter les déchets vers notre côlon d'où ils sont expulsés dans les selles, les graisses sont un important agent de nettoyage de l'organisme. En permettant l'élimination des molécules dangereuses, la mobilité des graisses constitue l'une des garanties d'une bonne santé.

« MAUVAISES GRAISSES » ET FASCIAS

Les graisses détériorées (qui circulent mal) sont le fruit d'une mauvaise alimentation. La présence de graisses adhérentes joue un rôle primordial dans la genèse du mal de dos, comme le décrit l'ostéopathe Gilles Bacigalupo dans son ouvrage *Mal de dos, mal de bouffe*[1]. L'auteur explique que les graisses de mauvaise qualité sont difficilement mobilisables dans l'organisme par nos fascias. Ces derniers, qui constituent une suite de tissus ininterrompus de la tête aux pieds, mais aussi de l'intérieur vers l'extérieur, permettent la libre circulation des graisses de bonne qualité en effectuant des micromouvements rythmés par le mouvement respiratoire primaire (MRP). Le MRP est une pulsation, de l'ordre de huit à quatorze cycles par minute, qui se diffuse dans tout le corps, transmise et relayée par toutes les membranes faciales.

Cette « vibration » que d'autres définissent par le terme de « motilité », bien connue des ostéopathes, provoque la mobilisation des graisses fluides qui se trouvent à son contact. Nous pouvons donc considérer que le fascia nettoie tous les organes de notre organisme en stimulant la mobilisation des graisses vers le côlon, avec les déchets et les toxines qu'elles contiennent. Nous pouvons comparer la motilité faciale au mouvement que ferait un tapis roulant au fond de notre peau. Le fascia forme un pli, qui avance toujours dans la même direction. C'est l'hypothèse la plus probable.

Gilles Bacigalupo nous explique une des théorie de la genèse des lombalgies : l'accumulation de « mauvaises graisses » issues d'une

1 Gilles Bacigalupo, *Mal de dos, mal de bouffe*, *op. cit.*.

alimentation déséquilibrée et/ou transformée, créant des adhérences entre les différents fascias du corps qui bloquent la libre circulation du sang et de la lymphe, et donc perturbent l'arrivée des nutriments et la sortie des déchets de nos cellules. L'état de nos tissus se détériore, de petites inflammations peuvent se créer, augmentant la pression locale dans les couches profondes de la peau, et activant la mise en tension de récepteurs spécifiques qui vont informer la moelle épinière. En réaction d'autodéfense et de protection, celle-ci va envoyer un ordre de contraction aux muscles de la région, ce qui va provoquer des douleurs.

RELATION ENTRE L'ABDOMEN ET LES PATHOLOGIES MUSCULOSQUELETTIQUES

Notre mauvaise alimentation n'engendre pas que des désordres physiologiques de surcharge ou de carences négligeant la qualité de notre terrain. Elle produit également un impact mécanique, que les kinésithérapeutes et les ostéopathes connaissent bien. En effet, nous savons aujourd'hui qu'une mauvaise alimentation peut avoir une influence sur l'équilibre de notre flore intestinale, on appelle cela la dysbiose.

Ce terme désigne le déséquilibre de l'écosystème bactérien (aussi appelé microbiote) présent dans et sur le corps d'un organisme, notamment le corps humain, dont le microbiote cutané, le microbiote vaginal, le microbiote buccal, et plus particulièrement le microbiote intestinal humain sur lequel se porte en grande partie la recherche actuelle.

La dysbiose peut être causée par de très nombreux facteurs aussi divers que l'exposition répétée et inappropriée à des antibiotiques, l'abus d'alcool ou un régime inapproprié. Il peut y avoir des altérations de la couche de mucus, des anomalies de la paroi intestinale (entérocytes et autres), des perturbations du système neuroendocrinien et enfin un déficit du système immunitaire.

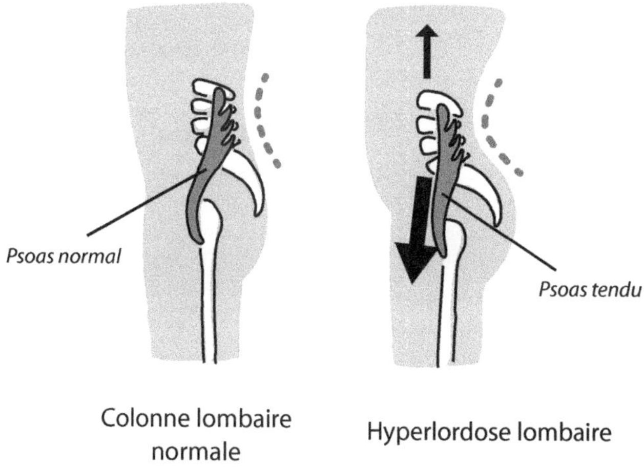

Schéma 3 : La colonne lombaire

Cette dysbiose va se manifester par différents symptômes, notamment des douleurs abdominales, des alternances de diarrhée ou de constipation, des spasmes, des ballonnements, etc., amenant le sujet à adopter de façon consciente ou pas une posture dite « antalgique » en se repliant vers l'avant pour diminuer les tensions ressenties dans le ventre. Cette mauvaise posture va mettre en tension les fascias, les muscles et autres tissus de soutien de la région lombaire, entraînant rapidement des douleurs et des rétractions musculaires importantes, notamment au niveau des muscles ilio-psoas, muscles clés dans la compréhension mécanique du mal de dos. En effet, lorsqu'il est rétracté, ce muscle contribue à une modification de notre posture en hyperlordose, qui entraîne une hyperpression sur nos disques intervertébraux et les articulations des surfaces articulaires postérieures.

Du côté des patients

Hélène est aide-soignante en maison de retraite. Elle vient me consulter pour des douleurs musculaires diffuses associées à une fatigue chronique et à des troubles du sommeil. L'ensemble de ses symptômes me fait penser à un tableau clinique de candidose, ce qui est confirmé par son médecin traitant. Ce déséquilibre de la flore intestinale entraîne une inflammation et une perméabilité de l'intestin. En devenant chronique, la candidose affaiblit le système immunitaire et peut provoquer de nombreux symptômes.

En collaboration avec son médecin, nous avons proposé à Hélène un changement radical de son alimentation et des compléments alimentaires adaptés pour rééquilibrer la flore intestinale et aider son organisme à lutter contre le développement du candida. La candidose se propageant davantage lorsque l'on est soumis au stress, Hélène a également pris l'initiative de demander un allègement de ses horaires de travail. Tous ces changements lui ont permis de voir ses symptômes diminuer et de profiter pleinement de son quotidien.

Dans le tableau suivant, vous pouvez voir comment on peut passer d'une mauvaise alimentation à une lombalgie : le déséquilibre de la flore intestinale (dysbiose) peut engendrer des troubles intestinaux qui se manifestent par des ballonnements et des tensions dans les muscles ilio-psoas. Ces dernières vont provoquer une attitude antalgique (position d'enroulement autour de la zone douloureuse). Heureusement ce cercle vicieux n'est pas inéluctable ! Selon le stade des troubles viscéraux, une correction de l'alimentation, une prise de probiotiques ou des techniques manuelles pratiquées par un kinésithérapeute formé en viscéral ou un ostéopathe peuvent vous aider à vous libérer de ces douleurs.

	Conséquences	Pathologies	Traitements
Mauvaise alimentation	Fatigue, prise de poids	Maladies métaboliques	Correction alimentaire
Dysbiose	Mauvaise digestion	Perturbations immunitaires	Probiotiques
Troubles intestinaux	Constipation	Lombalgie	Traitement F VB G[1]
Ballonnements	Pression diaphragmatique	Reflux gastriques Pression sur le petit bassin	Traitement réel du diaphragme
Attitude posturale antalgique	Rétraction du psoas-iliaque	Lombalgie	Jones psoas-iliaque[2]

Schéma 4 : Troubles digestifs et lombalgie

---

1 « F » signifiant le foie, « VB » la vésicule biliaire et « GI » le gros intestin.

2 Technique manuelle à réaliser sur le psoas, pratiquée par les kinésithérapeutes et les ostéopathes.

Chapitre 7

MANGER SAINEMENT : MES CONSEILS POUR UNE ALIMENTATION SANTÉ !

En Europe, la nourriture représente une part essentielle de notre culture et prend une place très importante dans le rythme de nos vies, ainsi que dans la dimension sociale de l'existence. C'est donc un fait, la nourriture doit rester un plaisir et s'intégrer dans une notion de convivialité… mais bien manger n'est pas synonyme de s'alimenter sans plaisir !

DES ALIMENTS BIO EN PRIORITÉ

Afin de respecter son corps, mais également la planète, le premier conseil que je puisse vous donner est de manger des aliments biologiques au maximum. Oui, je sais, le 100 % bio n'existe plus, ou presque… Les terres agricoles et les mers sont tellement polluées que même des aliments certifiés biologiques peuvent contenir des traces de pesticides ou d'autres produits toxiques.

Néanmoins en France, pour qu'un terrain puisse produire de l'agriculture biologique, il doit être mis au repos pendant trois ans afin de le « purifier ». Nos normes sont assez strictes et cela garantit un moindre mal et des aliments de meilleure qualité. De plus, ce sont nos actions au quotidien et notre mode de consommation qui conditionnent les décisions prises par l'industrie agroalimentaire, car n'oublions pas que malgré le poids des lobbies et de la société de consommation, nous seuls sommes les cibles qui les enrichissent !

Connaissez-vous les AMAP ?

Privilégiez des aliments bruts, frais, locaux et de saison au maximum. Oubliez les supermarchés et faites appel aux agriculteurs qui travaillent autour de chez vous ! Rendez-vous au marché, ou récupérez vos légumes dans une AMAP (Association pour le maintien de l'agriculture paysanne) par exemple. En effet, adhérer à une AMAP, c'est devenir acteur. En privilégiant la vente directe des producteurs aux « consom'acteurs », il n'y a plus d'intermédiaires.

L'AMAP a pour objectif de rapprocher des consommateurs et des producteurs bio afin de fonder un partenariat durable. Les produits locaux arrivent directement dans votre panier ! Un panier « santé et saveurs » qui représente un mode d'achat original de bons produits de saison, sains et goûteux, une autre manière d'acheter bio. De quoi en plus faire quelques économies !

L'AMAP incite au développement des circuits courts. Pourquoi transporter des denrées sur des milliers de kilomètres en camion ou en avion si on peut les produire dans votre région ? Ce système d'abonnement et de paiement à l'avance garantit un revenu stable et juste aux producteurs, qui peuvent ainsi se concentrer sur l'essentiel : la qualité de leurs produits, et avoir une avance de trésorerie pour acheter leurs semences.

Ce contrat marchand et social entre producteurs et consommateurs au juste prix s'inscrit dans une démarche éco-citoyenne et dans un souci plus large du devenir du système agroalimentaire. Renseignez-vous, il y a forcément une AMAP près de chez vous !

Alors même si nous ne sommes pas certains de la qualité nutritionnelle de nos légumes biologiques, le fait de les consommer orientera nos industries à se responsabiliser et à nous proposer une alimentation plus qualitative et qui respecte l'environnement. Sortir des grandes surfaces et privilégier des circuits courts grâce à des producteurs locaux, diminuer les déchets plastiques en se déplaçant chez les maraîchers avec nos caissettes ou des sacs en tissu me paraît être la première démarche à suivre pour prendre soin de notre corps, et de notre planète Terre. En cela, vous opterez pour la qualité plutôt que la quantité.

Si vous évitez les supermarchés, vous éviterez les produits préparés remplis d'additifs, de conservateurs, de sel et de sucre ajoutés… Il faut retrouver le goût de cuisiner !

Les additifs alimentaires se nichent aujourd'hui dans la plupart des aliments produits de manière industrielle. Il s'agit des fameux « E » suivis de deux ou trois chiffres, dont la liste peut être longue. Colorants, conservateurs, édulcorants, émulsifiants, exhausteurs… Les additifs sont présents dans de nombreux aliments industriels afin d'améliorer leur goût, leur conservation ou leur aspect visuel. Mais certains d'entre eux présenteraient un risque réel pour les consommateurs, et notamment pour les enfants. Les nanoparticules qu'ils contiennent pourraient nous contaminer de façon invisible[1]. Mon conseil est simple : lorsque vous faites vos courses, consultez les étiquettes. Plus la liste d'ingrédients est longue et complexe à déchiffrer… plus le produit est à éviter !

----

1 Raphaëlle Dormieu, « Quels sont les additifs alimentaires à éviter dans notre alimentation ? Réponse. », *Positivr* [En ligne], 1er septembre 2017, [Mis à jour le 24 octobre 2020], positivr.fr/additifs-alimentaires-liste-a-eviter.

Évitez bien sûr les produits chimiques (sodas, colorants, etc.) que le corps ne reconnaît pas et qu'il a du mal à métaboliser et à éliminer. Hydratez-vous en buvant de l'eau, et uniquement de l'eau, soit 1,5 l en hiver et 2 l et plus par temps chaud et en cas d'activité physique.

Entrons à présent un peu plus dans les détails en analysant chaque famille de nutriments.

LES NUTRIMENTS ESSENTIELS À LA SANTÉ

LES PROTÉINES

Toutes les études le confirment aujourd'hui, nous consommons trop de viande. Mon conseil est de limiter les apports en viande rouge. Une consommation de 1 g par jour et par kilo de poids suffit de manière générale pour un adulte en activité « normale ». Par exemple si vous pesez 60 kg, alors 60 grammes de protéines quotidiennes suffisent à vos apports nutritionnels.

En outre, les protéines animales sont acidifiantes pour l'organisme et contiennent une part importante de graisses saturées. L'acidification de l'organisme correspond à une diminution de son pH. Or, un pH stable est une condition nécessaire pour rester en bonne santé. Dès lors que notre hygiène de vie acidifie notre organisme, celui-ci doit dépenser davantage d'énergie pour réguler le pH, notamment par le biais de certains organes émonctoires (la peau, les reins et les poumons) ce qui, à terme, peut les user prématurément. Je reviendrai sur cette notion au chapitre 9. Donc si vous consommez des protéines animales, privilégiez de la viande biologique issue d'élevage français et respectant la cause animale. Mieux vaut manger moins de viande, mais la consommer de qualité. Vous ne souffrirez d'aucune carence et éviterez l'ingestion de conservateurs et d'antibiotiques présents dans la viande industrielle d'élevage intensif. Ces quantités peuvent bien sûr être augmentées en cas de grossesse, d'allaitement ou d'activité physique régulière.

Pour faire le plein de protéines, pensez à consommer du poisson, des œufs, de la viande blanche et des laitages, mais avec modération pour ces derniers, en favorisant les laitages de chèvre et de brebis. Ils vous apporteront des nutriments de qualité, indispensables à votre organisme. Il n'est pas nécessaire de consommer des protéines animales le soir, mais le matin et/ou le midi, oui !

Nos habitudes culinaires françaises ne nous y incitent pas suffisamment, mais pensez à adopter les protéines végétales chaque jour dans votre assiette, à raison de 3/4 de céréales et 1/4 de légumineuses. Parmi les céréales, citons le riz, le quinoa, le boulgour, le millet, le sarrasin, etc. ; et pour les légumineuses : les haricots, les fèves, les lentilles, les pois, le soja, etc. Ce sont d'excellentes sources de protéines, très riches et assimilables par l'organisme, et qui permettent de diversifier davantage l'alimentation. Ne nous en privons pas !

LES GLUCIDES

Les glucides sont nos principaux nutriments énergétiques. Ils prennent aussi le nom de « sucre » ou d'« hydrate de carbone ». Une classification des glucides peut être établie en fonction de leur structure. Schématiquement, on peut distinguer deux familles de glucides : les glucides simples encore appelés **sucres rapides**, et les glucides complexes aussi appelés **sucres lents**.

Les sucres rapides

Les fruits sont des aliments naturellement fournis par l'environnement et constituent une source de sucre nécessaire et suffisante pour l'organisme. L'idéal est de les manger à distance des repas (à 11 heures et à 18 heures). Consommés chaque jour, ils apportent suffisamment de sucres rapides pour le bon fonctionnement de votre corps.

En revanche, il est important de limiter toutes les sources de sucre transformé par l'industrie agroalimentaire, qui ne sont pas reconnues par l'organisme, mais stockées et souvent sources de prise de poids. Limitez donc le sucre blanc et privilégiez le sucre complet de canne, le sucre intégral, le stevia, le miel, les sirops d'orge, d'agave ou de riz… bref, les aliments sucrants naturels. Évitez les sodas, les boissons industrielles, même les « jus de fruits ». Ou alors pressez-les vous-même ! Les gâteaux, les pâtisseries, les confiseries et autres bonbons doivent être consommés de façon occasionnelle et rester un plaisir. N'oublions pas quand même d'être gourmand !

Comme disait Paracelse, médecin, astrologue et alchimiste suisse du XVIe siècle : « Tout est poison, rien n'est poison, seule la dose compte. » Autrement dit, tout est question d'équilibre et de mesure. Ne vous jugez pas et ne vous frustrez pas à la moindre entorse à votre alimentation !

Les sucres lents

Toujours dans l'optique de limiter l'acidification de l'organisme, consommez des céréales complètes ou semi-complètes. Préférez également le pain complet ou variez les farines (maïs, châtaigne…) et privilégiez le pain au levain naturel – pas toujours évident à trouver, car peu de boulangeries ont conservé cette tradition.

LES GRAISSES

Il est important de consommer quotidiennement des graisses de qualité, les fameux oméga-3 et 6. Pour cela, un conseil simple : prenez chaque jour deux cuillères à soupe pour les femmes et trois pour les hommes, d'huiles végétales de première pression à froid biologiques non chauffées. Vous pouvez les verser dans les assiettes avant de servir, mêlées à un filet de jus de citron par exemple ou les intégrer à une vinaigrette. L'idéal est d'associer 1/3 d'huile d'olive à 2/3 d'une huile végétale riche en oméga-3 (colza, lin, cameline, noix, etc.). Attention ! Les oméga-3 étant sensibles à la lumière et à la chaleur, conservez ces huiles au réfrigérateur.

Bonnes et mauvaises graisses

Les petits poissons gras, comme la sardine, le maquereau, les anchois, le hareng, etc., constituent aussi une très bonne source de bonnes graisses (avec une cuisson à la vapeur ou à l'étouffée). Ces molécules sont de véritables anti-inflammatoires naturels, à consommer deux à trois fois par semaine.

Vous pouvez aussi vous régaler d'une poignée d'oléagineux par jour, non grillés et non salés (amandes, noix, noisettes, arachides, etc.) qui sont d'excellentes sources de bonnes graisses et de protéines.

Attention, ne chauffez jamais une huile, car cela détériore tous ses nutriments ! Ou alors cuisinez avec un peu d'huile d'olive ou de coco (si nécessaire désodorisée) car ce sont les plus résistantes à la chaleur.

Enfin, limitez le beurre à 20 g par jour et par personne, et oubliez la margarine ou autres beurres « dégraissés », qui sont des produits industriels bénéficiant d'un bon marketing, mais sans qualité nutritive.

Chapitre 8

L'ALIMENTATION ANTI-INFLAMMATOIRE

Extrêmement complexes, les réactions inflammatoires mettent en jeu un très grand nombre de molécules, dont une partie provient directement du type de graisses que l'on mange. Par exemple, les graisses polyinsaturées donnent naissance à des médiateurs de l'inflammation. Ainsi, selon les corps gras que vous ingérez, ces médiateurs peuvent favoriser l'inflammation ou la diminuer. Il s'avère donc important de consommer ces graisses de manière équilibrée. Regardons ensemble comment procéder.

ÉQUILIBRER SA CONSOMMATION DE GRAISSES

Les oméga-6 sont des acides gras polyinsaturés trouvés majoritairement dans les huiles de tournesol, de soja et de maïs, les produits industriels, les chairs d'animaux élevés industriellement. Ils donnent naissance à des médiateurs globalement pro-inflammatoires.

Quant aux oméga-3, ils se trouvent notamment dans les graines de lin et de chia, les noix de Grenoble, les huiles de colza, de lin et de cameline, les poissons gras (maquereau, sardine, thon, saumon, etc.), les œufs de poules nourries aux graines de lin, ainsi que la chair d'animaux ayant reçu cette alimentation (filière bleu-blanc-cœur). Ils donnent naissance à des médiateurs globalement peu inflammatoires.

Les effets anti-inflammatoires des oméga-3 ont été confirmés par des essais cliniques chez l'homme. Une étude sur plus de trois cents jeunes Européens en surpoids a ainsi montré que la consommation de produits de la mer (saumon et morue notamment) avait permis de faire baisser le taux de protéine C-réactive, une protéine synthétisée par le foie en cas d'inflammation de l'organisme, et qui sert de marqueur de l'état inflammatoire[1].

La solution n'est pas de supprimer les oméga-6 de l'alimentation, car leurs médiateurs ont des fonctions importantes pour la coagulation ou encore la défense contre les infections, mais de ne pas les surconsommer, et de veiller en parallèle à manger suffisamment d'aliments contenant des oméga-3.

----

1 Priscille Tremblais, « Les aliments qui combattent l'inflammation », *La Nutrition* [En ligne], 25 février 2015 [Mis à jour le 14 mai 2019], lanutrition.fr/bien-dans-sa-sante/les-maladies/l-inflammation/les-aliments-qui-combattent-linflammation.

Cinq règles à suivre pour un ratio oméga-6/oméga-3 non inflammatoire

Supprimez les aliments industriels.

Supprimez les huiles de tournesol, soja et maïs. Remplacez-les par un mélange d'huile de colza (2/3) et d'huile d'olive (1/3), et utilisez les huiles de coco (si nécessaire désodorisée) ou d'olive pour la cuisson. Ces huiles doivent être de première pression à froid, si possible biologiques.

Privilégiez les viandes et les œufs issus d'animaux élevés en liberté ou dans la filière biologique.

Mangez du poisson gras deux à trois fois par semaine (pas plus de deux fois pendant la grossesse et l'enfance).

Parsemez vos compotes, mueslis et salades de graines de lin fraîchement moulues. En effet, ces dernières peuvent être moulues et consommées comme source d'oméga-3. Si elles sont consommées entières et hydratées (dans de l'eau, du lait ou du laitage) elles ont une action de stimulation du transit intestinal. Il est possible de les conserver au réfrigérateur jusqu'à trois jours.

AUGMENTER SA CONSOMMATION D'ANTIOXYDANTS

Le stress oxydant, qui joue un rôle important dans le développement des maladies inflammatoires chroniques, s'installe lorsque la production de radicaux libres et autres espèces oxygénées réactives est excessive. Si on la choisit bien, l'alimentation peut réduire ce stress oxydant, en apportant des substances antioxydantes comme les vitamines C et E, les caroténoïdes, les polyphénols. Dans les études épidémiologiques, un régime riche en antioxydants ou des teneurs d'antioxydants élevées dans le sang sont associés à des taux plus bas de protéine C-réactive.

Deux règles à suivre pour mettre plus d'antioxydants dans son assiette

Faites le plein chaque jour de fruits et légumes colorés, en variant au maximum les couleurs (à raison de quatre à sept portions de légumes et trois à quatre portions de fruits par jour[1]). Notez que les légumes riches en bêtacarotène, comme la carotte, la courge, le poivron, et les fruits riches en anthocyanines, comme la fraise, la framboise et la mûre, semblent particulièrement intéressants pour diminuer les taux de protéine C-réactive.

Épicez plus souvent vos plats. Toutes les épices sont fortement antioxydantes et donc intéressantes contre l'inflammation. Pensez à la cannelle dans les desserts, au genièvre et aux clous de girofle pour vos bouillons, etc. Le gingembre et le curcuma sont les épices dont les propriétés anti-inflammatoires ont été le mieux mises en évidence. Elles se classent aussi parmi les épices les plus antioxydantes. Le gingembre peut s'utiliser frais dans les plats sautés ou les plats de poisson, en infusion, ou en poudre dans les desserts ou les soupes. Le curcuma peut parfumer les marinades (viandes), les sauces et les soupes, colorer la vinaigrette et agrémenter les plats de curry et les chutneys. Veillez à toujours cuisiner le curcuma avec de la graisse et du poivre pour favoriser l'absorption de la curcumine (sa substance active) par l'organisme.

RÉDUIRE LA CHARGE GLYCÉMIQUE DES REPAS ET CONSOMMER PLUS DE FIBRES

Les pics de sucre sanguin (glycémie) s'accompagnent de radicaux libres et d'inflammation. Pour les limiter, il faut choisir des aliments à index glycémique bas et en manger de petites

1 Selon les nouvelles recommandations de *La meilleure façon de manger*, d'Angélique Houlbert et Thierry Souccar, Thierry Souccar Éditions, 2015.

portions, ce qui conduit à une charge glycémique (CG) basse à modérée. Un régime frugal, à CG basse, réduit de 48 % le niveau de protéine C-réactive selon une étude d'intervention sur 39 personnes obèses et en surpoids. Référez-vous aux conseils énoncés précédemment sur les glucides.

Les fibres alimentaires (contenues dans les légumes et les fruits) réduiraient l'inflammation chronique grâce à des interactions bénéfiques avec la flore intestinale qui produit des acides gras à chaîne courte grâce à leur fermentation dans le côlon. En janvier 2015, une méta-analyse portant cette fois uniquement sur des études d'intervention auprès de personnes en surpoids ou obèses a montré que les fibres alimentaires ou les aliments riches en fibres produisaient un effet bénéfique sur le taux de protéine C-réactive.

Cinq règles pour manger plus de fibres

Consommez plus de légumes verts à feuilles (épinards, blettes, oseille, salades...), car ils contiennent un maximum de fibres et de bons nutriments pour un minimum de calories. Les salades constituent un moyen idéal de manger plus de vert à chaque repas.

Misez sur les crucifères. Ces légumes de la famille des choux contiennent beaucoup de fibres.

Adoptez le « réflexe oléagineux » ! Mangez chaque jour une poignée d'oléagineux secs (noix, noisettes, amandes...). En plus d'être d'excellentes sources de bonnes graisses et de nutriments, les noix et les graines apportent aussi de bonnes sources de fibres.

Pensez à manger des légumineuses au moins deux fois par semaine. Lentilles, haricots secs, pois chiches, fèves, etc., renferment des nutriments intéressants et des fibres en grand nombre et ne provoquent pas de flatulences lorsqu'ils sont correctement cuisinés. Ils peuvent être consommés crus en les faisant germer pendant quelques jours ou alors cuits en respectant le temps de cuisson de chaque variété.

Remplacez pains et céréales raffinés par des aliments complets. Le pain blanc peut être avantageusement remplacé par du pain complet aux céréales (au levain) ou du pain de seigle (au levain). Le petit déjeuner peut s'agencer autour de céréales riches en fibres (flocons d'avoine, céréales au son de blé, muesli au blé complet)[1].

Ces quelques conseils aideront votre corps à diminuer l'inflammation qui peut y siéger et qui est responsable de vos douleurs. Donner au corps une alimentation adaptée pour se défendre est primordial, cela diminuera vos douleurs de façon naturelle et vous évitera de consommer des médicaments qui, sur du long terme, peuvent être néfastes pour votre santé.

Une alimentation raisonnée fortifie votre terrain, elle donne à votre corps toutes les ressources pour que celui-ci fonctionne de façon optimale. La notion de terrain, chère à la naturopathie, est systématiquement prise en compte dans une optique de prise en charge globale de la santé. Dans la prochaine partie, je vais vous expliquer ce qu'est le terrain biologique, et comment nous pouvons le soutenir pour rester en bonne santé.

1 Lanutrition.fr, Priscille Tremblais, « Les aliments qui combattent l'inflammation », *art. cit.*

Partie 3

Que dit la naturopathie ?

Chapitre 9

LA NOTION DE TERRAIN : CE QUE NOUS APPREND LA NATUROPATHIE

« Plutôt que de connaître quelle sorte de maladie frappe le patient, il est plus important de savoir de quel type de patient s'empare une maladie. »

WILLIAM OSLER

LES CONSTITUTIONS NATUROPATHIQUES

En naturopathie, nous abordons les séances avec les patients en recherchant dans quelle catégorie de constitution ils se trouvent, afin de mieux cerner leurs prédispositions à développer telle ou telle maladie. Pierre Valentin Marchesseau, père de la naturopathie contemporaine en France, a classé les individus en deux grandes catégories de constitutions naturopathiques : les sanguino-pléthoriques et les neuro-arthritiques.

Les **sanguino-pléthoriques** ont une morphologie bréviligne, sont sthéniques[1], chauds et colorés, et ont tendance à se « dilater » avec le temps, c'est-à-dire à prendre du poids. Ce sont des bons vivants, se laissant facilement aller à des excès de nourriture et de boisson, d'où une prise de poids rapide s'ils ne régulent pas ces débordements par de l'activité physique et par une bonne hygiène de vie. Leurs prédispositions pathologiques principales sont les troubles cardiovasculaires amenant à l'usure glandulaire (hypertension, diabète, etc.).

Les **neuro-arthritiques** ont une morphologie longiligne. Asthéniques (fatigables), froids et pâles, ils ont tendance à se rétracter avec le temps, c'est-à-dire à perdre du poids. Leurs prédispositions pathologiques principales sont les carences minérales amenant à l'acidose (concept expliqué plus loin), puis aux pathologies rhumatismales telles que la lombalgie chronique. Ce sont des profils plutôt introvertis, très « cérébraux », qui cogitent beaucoup et sont très sensibles au stress.

1 Se dit de quelqu'un qui donne une impression de force ou de dynamisme.

Dans notre étude de la lombalgie chronique, l'approche naturopathique nous invite à penser que les patients sanguino-pléthoriques auront plutôt tendance aux excès de fourchette et à la prise de poids par dilatation et mauvaise circulation des graisses, pouvant entraîner une lombalgie, comme expliqué précédemment. Les personnes neuro-arthritiques, elles, ayant plus de difficulté à métaboliser les acides que leurs acolytes sanguino-pléthoriques, sont davantage sujettes aux pathologies rhumatismales, qui font leur lit doucement par le processus d'acidose métabolique – que nous allons détailler par la suite.

L'ÉQUILIBRE ACIDO-BASIQUE

Pour fonctionner correctement, notre organisme doit se situer dans une zone de pH équilibré, ni trop bas, ni trop élevé – c'est-à-dire ni trop acide, ni trop basique (ou alcalin). Chez une personne en bonne santé, le pH du sang est très stable, à 7,40 (+ 0,02 unité pH). Le sang est donc légèrement alcalin.

La capacité du sang à stabiliser son pH est remarquable : malgré les quantités (parfois importantes) d'acides générés dans le corps (du fait de la transformation des aliments et du fonctionnement même de nos cellules), le pH sanguin reste toujours stable, entre 7,38 et 7,42. S'il se maintient dans cette zone étroite d'équilibre acide-base, c'est qu'il en va de notre santé et de la survie de notre organisme : en deçà de 7,38 et au-delà de 7,42, notre vie est menacée. Pour maintenir son pH dans ces limites très étroites, ainsi qu'un bon fonctionnement cellulaire, l'organisme est doté de systèmes régulateurs très performants.

Il s'agit :

- ★ à court terme (quelques secondes) des systèmes « tampons » qui neutralisent instantanément l'excédent d'acidité (à l'intérieur des cellules du sang, de l'os, etc.) ;
- ★ à moyen terme (quelques minutes) des poumons ;
- ★ à plus long terme (quelques heures à quelques jours) des reins.

Cependant, ces systèmes ne suffisent pas toujours. Par exemple, la capacité d'élimination de l'acidité par les reins est limitée, et avec l'âge, elle diminue. D'autre part, si l'alimentation est globalement très acidifiante (excès d'aliments acidifiants, manque d'aliments alcalinisants), si les substances acides générées par l'alimentation dépassent les capacités de neutralisation de l'organisme, il s'ensuit une acidification latente et chronique des tissus. On parle d'acidose chronique à bas bruit[1]. Un organisme sujet à l'acidose métabolique va être en permanence en train de métaboliser les acides pour les éliminer. En naturopathie, nous parlons d'organes émonctoires[2] spécifiques de l'élimination des acides : la peau, les poumons et les reins.

Nous verrons dans un second temps les moyens proposés en naturopathie afin de réguler cette acidose chronique, qui est liée à une inflammation à bas bruit de l'organisme par une

---

1 « Qu'est-ce que l'équilibre acide-base ? », Thierry Souccar Éditions [En ligne], thierrysouccar.com/sante/info/quest-ce-que-lequilibre-acide-base-498.

2 Des organes d'élimination, qui sont les portes de sortie des déchets de l'organisme.

modification de l'alimentation, ainsi que par l'activation des différents émonctoires.

Nous savons tous comment se manifeste l'inflammation lorsqu'elle apparaît en surface de la peau, quand on s'est coupé ou que l'on a une ampoule par exemple : rougeur et chaleur locales associées à une douleur. Cette réaction correspond à la réponse de l'organisme face à un agresseur (interne ou externe), comme une blessure ou une infection.

Lorsque l'inflammation persiste et ne sert pas à répondre à une agression, elle en vient à endommager les tissus et les cellules du corps, et à favoriser des maladies. Autrement dit, l'inflammation n'est pas mauvaise en soi : elle est même indispensable à la vie. C'est lorsqu'elle devient permanente et chronique que cela pose problème.

Dès que les phénomènes inflammatoires sont intenses, ils participent à la survenue et aux symptômes de nombreuses maladies comme l'arthrose, les maladies inflammatoires de l'intestin ou encore les maladies cardiovasculaires.

Mais il existe aussi une forme plus sournoise d'inflammation chronique, dite de faible grade ou inflammation à bas bruit, qui se caractérise par la circulation constante de molécules pro-inflammatoires et inflammatoires dans l'organisme, à des niveaux pas nécessairement élevés. Tout comme l'acidose métabolique liée à une mauvaise alimentation, le stress, le manque d'exercice ou de sommeil, l'hérédité et l'exposition à des substances toxiques de l'environnement contribuent tous à une inflammation chronique (de faible ou de haut grade).

DES MÉDICAMENTS NON DÉNUÉS D'EFFETS SECONDAIRES

L'inflammation chronique s'avère commune à de nombreuses maladies dites de civilisation. La combattre semble alors important, pour à la fois prévenir et traiter toutes ces affections.

La médecine moderne ne fait pas grand-chose en termes de prévention. Et en guise de traitement, elle propose essentiellement des médicaments dits anti-inflammatoires. Problème : ceux qui sont disponibles sans ordonnance et les plus prescrits, les AINS[1], entraînent de nombreux effets indésirables (altérations de la fonction rénale, effets sur la pression artérielle, lésions hépatiques et inhibition des plaquettes, qui peuvent entraîner des saignements). Cependant, les effets indésirables les plus importants des AINS concernent les systèmes digestif et cardiovasculaire. Les effets gastro-intestinaux en particulier sont préoccupants en raison de leur fréquence et de leur gravité.

Recourir à des molécules anti-inflammatoires sans effet secondaire nuisible est donc crucial lorsqu'on souffre d'inflammation chronique ou d'une maladie inflammatoire, afin de ne pas ajouter des symptômes à ceux déjà présents et de recourir le moins possible aux médicaments. Il convient donc de prévenir les phénomènes inflammatoires, et là encore, l'alimentation joue le premier rôle.

1 Anti-inflammatoires non stéroïdiens.

L'ORIGINE HUMORALE DES MALADIES

Daniel Kieffer, un naturopathe de renom, a fondé en 1990 le CENATHO (Collège Européen de Naturopathie Traditionnelle Holistique). Cet établissement figure parmi les principaux centres de formation dans le champ professionnel de la prévention, de l'éducation pour la santé et des nouvelles professions de relation d'aide.

Dans un document intitulé « L'origine humorale des maladies », Daniel Kieffer nous explique la genèse des pathologies rhumatismales liées à l'acidose toxique, ce qui permet de comprendre plusieurs choses.

★ Les excès de sucres, de protéines animales, d'aliments acides, de laitages, de café, ainsi que le stress, ont un impact majeur dans l'accumulation des acides dans notre organisme. Ils créent de l'acidose toxique.

★ Les émonctoires, ou organes d'évacuation responsables de l'élimination de ces acides, sont les reins (par les urines), la peau (par la sueur) et les poumons (par l'expiration).

★ L'activité physique est le principal moyen d'activer ces émonctoires. On en déduit donc qu'à l'inverse, la sédentarité entraîne un ralentissement de cette activité et à long terme un dysfonctionnement de ces émonctoires.

★ La physiologie de départ, l'âge, l'état des émonctoires, la qualité de l'hygiène de vie et de l'environnement influent également sur la gestion des acides.

- ★ Le stress et la mauvaise gestion de nos émotions, de par le processus de somatisation, jouent aussi un rôle important sur notre état général de santé.
- ★ L'accumulation de ces différents facteurs affaiblit le terrain et entraîne de « vraies » pathologies, qui poussent à consulter son médecin : inflammation de la peau, des muqueuses, des articulations, des nerfs, des tissus, etc.

Chapitre 10

LA NATUROPATHIE EN RÉPONSE À LA LOMBALGIE CHRONIQUE

« Si tu es malade, recherche d'abord ce que tu as fait pour le devenir. »

HIPPOCRATE

POURQUOI LA NATUROPATHIE ?

La santé et le bien-être représentent un état d'équilibre que nous recherchons en permanence, puisque la vie est faite de mouvements, de changements et de cycles. Tels des funambules, nous luttons à chaque instant contre nos peurs, nos doutes, et tentons de rester en équilibre sur notre ligne de vie, tout en continuant d'avancer, chacun à son rythme, avec un sac à dos plus ou moins chargé de mémoires de stress et d'émotions.

La naturopathie nous apprend à entretenir notre corps de façon naturelle en respectant notre physiologie, à nous questionner sur nos émotions, nos peurs, nos faiblesses, et à nous transformer de l'intérieur pour aborder la vie d'une manière plus profonde et sacrée. Plan par plan, nous parcourons l'être humain pour une compréhension plus globale de sa santé et de son bien-être, en relation directe avec la requête profonde que chacun perçoit au fond de lui : trouver sa place et son rôle lors de ce passage éphémère sur notre belle planète Terre.

Chacun à sa manière et selon son ressenti, nous pouvons bien sûr agir sur le plan physique en prenant soin de notre hygiène de vie pour rester en bonne santé. Mais la naturopathie, qui est une discipline holistique, nous apprend à voir les choses de façon plus globale et plus subtile à la fois. Le plan physique ne suffit pas, notre santé est intimement liée à chaque plan de l'être. C'est ce que de nombreuses médecines traditionnelles prônent également à travers le monde, et notamment la médecine ayurvédique qui nous invite à considérer l'Homme selon les 7 plans de l'être, qui sont en lien avec chacun de nos 7 chakras, les centres énergétiques de notre corps.

Sur le schéma ci-dessous sont détaillés ces 7 plans : le plan Physique, le plan Énergétique, le plan Émotionnel, le plan Mental, le plan Causal, le plan Bouddhique qui nous relie à notre spiritualité (sans aucune distinction de religion), et le plan Divin qui reflète notre état d'éveil, notre conscience totale de l'humanité.

Expérimenter ces 7 plans de l'être reste un travail de toute une vie, voire de plusieurs vies pour certains ! Ce que ces notions nous enseignent c'est que nous sommes un tout, et que notre corps physique ne peut se dissocier de notre corps énergétique, de nos émotions, de notre mental, d'une connaissance approfondie de notre être et enfin d'une connexion à un plan divin supérieur que chacun peut interpréter comme il le souhaite.

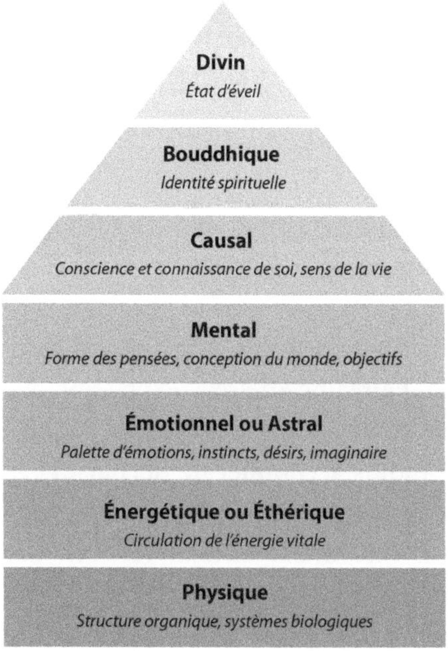

Schéma 5 : Les corps subtils

Si on ne peut pas agir sur l'hérédité, on peut se concentrer sur les causes environnementales sur lesquelles notre influence est beaucoup plus grande. On appelle *terrain environnemental* l'ensemble des facteurs liés à notre mode de vie : pollution, stress, alimentation inadaptée… Notre corps est comme une balance sans arrêt en train de lutter pour garder un certain équilibre : l'homéostasie. Il s'agit de l'ensemble de tous les paramètres de notre corps qui doivent être régulés pour maintenir notre état de santé : température, pH, glycémie, etc. À chaque instant, ce que nous faisons (ou pas !) à notre corps contribue à préserver notre santé ou à basculer vers la maladie.

AMÉLIORER SON TERRAIN, C'EST DÉTOXIFIER SON CORPS

POURQUOI S'ENCRASSE-T-ON ?

Notre corps remplit énormément de tâches sans que nous nous en rendions compte. En plus des innombrables réactions chimiques qu'il gère pour que notre organisme fonctionne correctement, il traite, trie et évacue les nombreux déchets qui s'y accumulent. Faire une « détox », expression que nous entendons de plus en plus dans notre quotidien, c'est d'une part aider notre corps à moins accumuler de déchets, et d'autre part, à les évacuer de façon plus optimale. La naturopathie classe ces déchets en deux catégories : les toxiques et les toxines.

Dans l'approche naturopathique et holistique, les **toxines** désignent des déchets endogènes, c'est-à-dire des molécules issues de la dégradation cellulaire et du métabolisme, qui peuvent, en grande quantité, empoisonner l'organisme. Les toxines sont naturelles et inévitables, mais peuvent être drastiquement réduites grâce aux bonnes habitudes de vie pour limiter les déchets métaboliques.

Le terme « toxine » est utilisé de façon différente dans la naturopathie, comparé à la médecine conventionnelle. Selon celle-ci, une substance toxique est une molécule synthétisée par un organisme vivant, comme les bactéries, les champignons vénéneux, les insectes ou les serpents venimeux, qui peuvent être des poisons parfois mortels.

Les **toxiques** en revanche sont des déchets exogènes, autrement dit des substances dangereuses, des poisons, que nous ingérons régulièrement et qui, à long terme, détruisent notre organisme et déclenchent des pathologies lourdes.

Ce peut être d'une part parce que nos émonctoires sont bloqués, insuffisants ou fainéants ; et d'autre part en raison de l'arrivée trop massive de déchets (alimentaires, métaboliques, etc.). Cette accumulation de déchets entraîne à la longue un épuisement des quatre émonctoires principaux. Il est également possible d'avoir hérité d'un capital émonctoriel faible (famille de constipés, d'insomniaques, etc.).

Le stress peut aussi engendrer un épuisement de la force vitale, entraînant à son tour une insuffisance émonctorielle, avec par exemple un blocage hépatique associé à une constipation (chez les femmes hyperactives notamment).

La sédentarité est responsable dans une large mesure de cet encrassement humoral par insuffisance d'élimination, d'où l'importance d'avoir une activité physique régulière.

Donc, pour conserver ou améliorer son capital santé, l'idéal consiste à jouer sur tous les tableaux :

★ une alimentation saine, majoritairement végétale, non industrielle, non transformée, fraîche et de saison ;

★ un travail sur la gestion des rythmes de vie, du stress et des émotions ;

★ le drainage et la stimulation des émonctoires pour ne pas accumuler trop de déchets, notamment grâce à une activité physique quotidienne.

LE DRAINAGE DU CORPS GRÂCE À L'ACTIVITÉ PHYSIQUE

Le premier moyen de détoxiquer son corps passe par l'activité physique. En effet, celle-ci active simultanément tous les émonctoires. Durant l'effort, nous déchargeons nos déchets par les poumons grâce à l'expiration, par la peau *via* la transpiration, par les intestins qui sont stimulés lors de l'activité physique et par les reins qui déclencheront une miction.

L'idéal consiste à pratiquer une activité physique en extérieur, dans un environnement naturel, afin d'avoir de l'espace pour bouger, d'oxygéner au maximum son corps et d'être au contact de la lumière du soleil. En naturopathie, il existe également plusieurs méthodes naturelles pour stimuler plus spécifiquement chaque émonctoire. Voici quelques notions non exhaustives à leur sujet :

Les émonctoires	Si tout va bien	Si ça ne va plus	Pour stimuler ?
Système digestif (intestins, foie, vésicule biliaire)	Matières fécales deux fois par jour, sans odeur, moulées, brun foncé, ni effort de poussée et sans utilisation excessive de papier toilette	Constipation, diarrhée, douleurs abdominales, gaz, ballonnements, etc.	- exercice physique ; - plantes : graines de lin, de psyllium, de chia pour les intestins ; - romarin, artichaut, radis noir pour le foie et la vésicule biliaire ; - douche rectale ; - hydratation : de l'eau à raison d'1,5 l par jour, voire 2 l en cas d'activité physique
Système cutané	Peau lisse, fine, homogène, sans adhérence, bonne élasticité	Éruptions cutanées (sébum), peau sèche/grasse, rides, taches, etc.	- exercice physique ; - plantes : bardane, pensée sauvage, bourrache ; - hydrologie : sauna, hammam, bains chauds à 39 °C

.../...

.../...

Les émonctoires	Si tout va bien	Si ça ne va plus	Pour stimuler ?
Système urinaire	Urines abondantes, un jet, plus foncées le matin, claires la journée, sans douleur	Difficulté à se retenir, urines foncées, évacuées par gouttes, sang, etc.	- exercice physique ; - plantes : reine-des-prés, pissenlit, ortie, orthosiphon, etc. ; - froid sur les reins ; - douche écossaise
Système pulmonaire	Peau oxygénée, pas de sécrétions ORL/bronchiques ni de toux	Visage rouge, rides marquées, extrémités froides, crachats épais, visqueux, colorés, etc.	- exercice physique ; - plantes : eucalyptus, thym, pin sylvestre ; - bol d'air Jacquier

LE JEÛNE

Voici un conseil plus original et expérimental pour mettre au repos vos émonctoires afin de relancer leur énergie : jeûner. Cette pratique permet en effet une économie d'énergie digestive et une autolyse. Cette dernière, aussi appelée autophagie, est en fait un mécanisme naturel qui consiste en la dégradation partielle du contenu de la cellule (appelé cytoplasme[1]) par la cellule elle-même. C'est un nettoyage des déchets qu'elle accumule dans des lysosomes (structures en forme de « sacs »)

1 Ensemble du contenu de la cellule : tout ce qui est à l'intérieur de la paroi/membrane cellulaire.

qui fusionnent avec d'autres contenant des enzymes digestives, ayant pour effet de détruire ces détritus[1].

Le jeûne permet de purifier et de renforcer le corps. Dans la nature, les animaux jeûnent naturellement. Un animal malade s'arrête de manger afin d'économiser ses forces pour la guérison.

Des chercheurs de l'école de médecine de l'Université de Yale ont publié en février 2015 une étude montrant qu'une substance produite par le corps lorsqu'il jeûne pouvait bloquer la partie du système immunitaire impliquée dans différentes maladies inflammatoires comme le diabète de type 2, l'athérosclérose ou encore la maladie d'Alzheimer[2].

On peut mettre le jeûne en place rapidement et facilement. Cela vous apportera des bénéfices sur tous les plans, que ce soit pour retrouver de l'énergie, renforcer votre système immunitaire, détoxiquer votre corps…

Cependant, avant d'entamer toute pratique, parlez-en à un spécialiste. Pour être bénéfique, le jeûne doit se faire de façon progressive, avec une méthodologie, et un protocole précis de descente et de reprise alimentaire l'encadrant. Demandez conseil à votre naturopathe !

Dans le tableau qui suit, je vous propose une liste des grands facteurs influençant notre terrain : ceux qui l'affaiblissent, et ceux qui le fortifient. Votre nouveau challenge : modifier vos habitudes de vie pour améliorer la qualité de votre terrain !

---

1 « Les bienfaits du jeûne », *Jeûner pour sa santé* [En ligne], 10 juillet 2017, jeunerpoursasante.fr/conseils-jeune/les-bienfaits-du-jeune.

2 Priscille Tremblais, « Les aliments qui combattent l'inflammation », *art. cit.*

Ce qui détruit le terrain	Ce qui fortifie le terrain
Mauvaise alimentation	Alimentation biologique, consciente, éclairée
Sédentarité	Activité physique
Pollution (atmosphérique, chimique, vaccinale, subtile)	Oxygénation, contact avec la nature (eau, air, lumière)
Stress	Relaxation, méditation, repos
Mauvaises habitudes (tabac, alcool, drogue, etc.)	Respect de soi, équilibre et mesure
Fatigue	Sommeil
Asphyxie cutanée	Hygiène corporelle
Isolement	Relations humaines et contact avec la nature, les animaux

Du côté des patients

Denis est arrivé un jour dans mon cabinet pour des séances de kinésithérapie relatives à une sciatique. Son médecin lui a prescrit des médicaments (antalgiques et anti-inflammatoires) et des séances de rééducation. Après quelques séances « classiques », cette situation ne s'améliorant pas, je l'ai interrogé sur son hygiène de vie. Je découvre alors que Denis ne buvait que des sodas, pas une goutte d'eau ! Je me suis donc empressée de lui expliquer à quel point la consommation excessive de sucre et d'aliments transformés industriels favorisait l'inflammation dans le corps, en créant un terrain acidifié. Cela surcharge ses émonctoires (notamment ici les intestins, le foie et les reins) en leur demandant un travail de filtration et d'élimination très important pour évacuer toutes les molécules chimiques que le corps ne doit pas emmagasiner.

J'ai donc insisté auprès de Denis sur l'importance de supprimer les sodas, de boire quotidiennement une grande quantité d'eau (au moins 1,5 L par jour), et de favoriser une alimentation anti-inflammatoire. Appliquant mes conseils, Denis a vu ses douleurs disparaître en l'espace de quelques jours.

Partie 4

Le lien entre le stress et le mal de dos

Chapitre 11

ET SI LE STRESS AVAIT UNE RÉELLE INFLUENCE SUR LE MAL DE DOS ?

En 1936, l'endocrinologue canadien d'origine austro-hongroise Hans Selye a défini le stress comme un syndrome général d'adaptation, réponse non spécifique de l'organisme évoluant en trois phases (alarme, résistance, épuisement). Selon cette définition, le stress désigne un état qui se manifeste par un syndrome spécifique, englobant tous les changements particuliers qui surviennent dans l'organisme.

LE STRESS : DÉFINITIONS

Si initialement le stress représente un agent causal nocif (le plus souvent extérieur), il finit par ne plus être l'agent causal mais la réponse de l'organisme à ces agents. De ce syndrome général d'adaptation, on peut retenir et comprendre que, dans la réaction d'alarme, on se situe dans la physiologie, c'est-à-dire l'état d'homéostasie (état d'équilibre). Dans la phase de résistance, on passe en état d'allostasie. Cette notion est décrite par le neuroendocrinologue américain Bruce McEwen comme suit: « L'allostasie est la capacité de parvenir à la stabilité (homéostasie) dans le changement. » En d'autres termes, c'est un nouvel état d'équilibre compatible avec la survie. Cependant, si dans cet état d'allostasie, l'organisme subit un stress supplémentaire, il change d'état de façon irréversible et peut basculer dans la pathologie. C'est ce qui survient lors de la phase d'épuisement.

Prenons un exemple : une personne subit un stress dû à la pression exercée par son patron au travail. Ce stress tire la sonnette d'alarme : son organisme va alors subir des modifications physiologiques totalement inconscientes pour entrer en « résistance » contre cette pression. Son système nerveux va être sollicité davantage, engendrant une élévation du rythme cardiaque, une augmentation de la tension, du tonus musculaire… dans le but de réagir à ce stress extérieur par la fuite ou par la lutte, qui constituent nos mécanismes de défense archaïques. Le sujet entre alors en phase de résistance pour trouver une solution : quitter son bureau pour rentrer se ressourcer chez lui (fuite) ou se mettre en colère contre son patron (lutte) par exemple. En effet, si la pression extérieure se maintient, les symptômes vont augmenter jusqu'à atteindre une phase d'épuisement de l'organisme, qui peut se manifester par un *burn-out* ou une dépression.

L'IMPACT DU STRESS SUR LA LOMBALGIE CHRONIQUE

Le docteur Sophie Bigot, spécialiste en médecine générale, titulaire d'un DIU de médecine manuelle-ostéopathie, diplômée de la faculté de médecine Bordeaux-II, décrit précisément les mécanismes physiologiques du stress et son impact sur la lombalgie chronique dans son ouvrage *Le rôle du stress dans la lombalgie chronique, l'asthme et l'obésité* (Éditions Universitaires Européennes, 2010). Elle y explique que le stress agit sur la persistance des douleurs lombaires, ceci étant démontré biologiquement et psychosomatiquement.

En effet, sur le plan biologique, ce sont essentiellement les phénomènes inflammatoires qui sont initiés et perdurent lors d'un stress chronique et ce, à travers l'activation de molécules entretenant la « soupe inflammatoire ». À cette inflammation s'ajoute la sensibilisation à la douleur, qui intervient tant au niveau périphérique qu'au niveau central avec des interactions encore peu connues au sein du système nerveux central. Cependant, l'individu ne peut être réduit à des associations moléculaires. Il est également important d'examiner les lombalgies chroniques sous leur aspect psychosomatique, afin de préciser ce que sont les stress ou les événements stressants et leur interaction avec le lombalgique dans sa globalité.

Tout d'abord, en considérant la réponse individuelle à des événements stressants de la vie – réponse influencée par des facteurs personnels ou des aspects psychosociaux – on constate que les patients présentant des lombalgies chroniques idiopathiques (sans cause évaluée) expérimentent un plus grand nombre d'événements hautement stressants avant leur exacerbation douloureuse, en comparaison avec des patients présentant des causes organiques. Lorsque ces lombalgiques, sans cause organique, sont confrontés à des événements critiques, ils présentent un plus haut degré d'épuisement et ont une plus faible capacité à gérer la situation que les autres.

Il s'avère donc important d'enquêter sur la signification et l'évaluation individuelle des événements stressants. Pour cela, il faut tenir compte des prédispositions individuelles et des ressources psychosociales des personnes concernées. Le sentiment d'impuissance face à une situation générant un stress se révèle typique des personnes souffrant de douleurs sans étiologie identifiée et peut contribuer au développement de la chronicité des lombalgies[1].

Lorsqu'un patient exprime une plainte douloureuse chronique lombaire, il est nécessaire de se référer à l'aspect subjectif du symptôme, à l'expression de sa douleur. La dimension psychologique de la douleur lombaire est liée à des représentations du psychisme pouvant différer selon les approches. Car même en cas d'atteinte organique rachidienne, il existe de toute façon des modifications relationnelles avec l'environnement.

Le ressenti douloureux est exprimé à l'entourage (personnel ou professionnel), qui réagit, quelle que soit l'impotence fonctionnelle. Il s'ensuit un changement dans les perceptions du patient envers lui-même. Ainsi, il convient de s'attacher à percevoir les modifications relationnelles et perceptives, leur symbolique et leur représentation chez le patient.

Le rôle du praticien, au travers des éléments évoqués par le malade, consiste à repérer les relations entre les douleurs

1 Sophie Bigot, *Le rôle du stress dans la lombalgie chronique, l'asthme et l'obésité*, *op. cit.*

lombaires et les phénomènes affectifs qui y sont liés. L'attention portée aux signes émotionnels et aux termes employés par le patient pour décrire sa douleur et sa vie affective permet d'évaluer le fonctionnement du préconscient ainsi que les mentalisations psychiques du patient.

Le préconscient est un lieu de stockage où viennent s'inscrire les représentations de choses et les représentations de mots liées entre elles. De ce fait, il est le siège de la mémoire et correspond à notre « moi » officiel. Si le patient ne connait pas toujours l'origine de ses conflits, un thérapeute à l'écoute peut, lui, l'aider à faire des liens en mettant en relation des événements vécus et des mots exprimés afin de faire passer ces informations du préconscient au conscient.

Comme l'explique si bien le philosophe Frédéric Lenoir : « Tout le chemin de la vie, c'est de passer de l'ignorance à la connaissance, de l'obscurité à la lumière, de l'esclavage des sens à la liberté de l'esprit, de l'inaccompli à l'accompli, de l'inconscience à la conscience, de la peur à l'amour.[1] »

Les deux mots proposés par Hans Selye, lorsqu'il chercha pour la première fois à définir le terme « stress », étaient « usure » et « claquage ». Ce sont les soucis, les frictions et les revirements qui causent cette usure et ce claquage. L'homme nécessite de l'harmonie et du succès. Il supporte mal les critiques et les échecs. Ce dont nous avons besoin, c'est d'approbation, c'est d'avoir raison. « L'homme a soif d'admiration », avoue Hans Selye[2].

---

1 Frédéric Lenoir, *L'Âme du monde*, Pocket, 2014.

2 Hans Selye cité par François-Joachim Beer, dans : *L'histoire du concept biologique du stress*, Communication présentée à la séance du 22 janvier 1977 de la Société française d'Histoire de la Médecine, BIU Santé Paris-Descartes.

Du côté des patients

Agathe souffrait de douleurs lombaires depuis plusieurs mois. Les séances « classiques » de rééducation ne suffisant pas, nous avons discuté de façon plus intime de ses problématiques de vie. La région lombaire basse chez la femme étant en lien avec la sexualité et la vie de couple et de famille en général (l'utérus en regard du sacrum étant associé « au nid »), je lui ai demandé si elle vivait des événements difficiles de ce côté-là.

Son émotion est montée et cette jeune personne m'a alors raconté sa difficulté à se positionner et à se sentir respectée dans son couple, notamment dans son désir d'avoir des enfants. Quelques semaines plus tard, sa décision de quitter son compagnon était prise et ses douleurs de dos avaient disparu...

Chapitre 12

DES OUTILS POUR APPRENDRE À MIEUX GÉRER LE STRESS ET LES ÉMOTIONS

Dans notre culture et notre mode de vie, le stress est partout ! Voyons comment y remédier avec des remèdes simples et efficaces.

ADAPTER SON RYTHME DE VIE

Voici quelques conseils simples pour diminuer le stress dans votre vie.

★ Aménagez votre emploi du temps pour trouver un équilibre entre votre vie personnelle, votre vie familiale et votre vie professionnelle. Dans la vie, tout est question d'équilibre et de mesure. Si l'un de ces trois domaines empiète trop sur les autres, vous ne pouvez que vous sentir dépassé ou surmené. Une journée ne contient que vingt-quatre heures, commencez par respecter la règle des trois huit : **huit heures pour dormir, huit heures pour travailler et huit heures pour la vie personnelle et familiale.**

Si vous travaillez douze heures par jour, c'est normal que vous ne puissiez pas assumer votre vie familiale et personnelle en plus. Si vous empiétez sur votre sommeil pour travailler ou vous occuper de la gestion de la maison, c'est normal que vous ne teniez pas le rythme ! Avec le temps, vous allez épuiser rapidement votre énergie et vous sentir fatigué, irritable, nerveux, colérique… et votre corps pourra aller jusqu'à déclencher des maladies.

★ Pratiquez une activité physique régulière au moins quarante-cinq minutes par jour. Cela vous permettra de faire circuler l'énergie de votre corps et d'évacuer le trop-plein de stress et d'émotions. Vous pouvez tout simplement vous engager à aller au travail à pied ou à vélo, à vous promener un peu chaque soir ou à sortir votre chien.

★ Consacrez un temps chaque semaine à prendre soin de vous, ne serait-ce qu'une heure : est-ce un vrai défi pour vous ?! Par exemple, loisirs, échanges avec des amis, temps en musique, bain chaud, repos quarante-cinq minutes avec une bouillotte sur le ventre, sauna, hammam, coiffeur, etc.

★ Pratiquez une activité sportive au moins une fois par semaine. On ne le redira jamais assez, et surtout dans nos modes de vie sédentaires entre voiture et bureau assis : le sport s'avère indispensable au maintien de votre santé, que ce soit sur le plan physique ou psychique.

- ★ Pratiquez une activité relaxante au moins une fois par semaine (yoga, méditation, relaxation, sophrologie, activité artistique…) pour apaiser votre système nerveux, vous « vider la tête » et recharger vos batteries. Vous serez alors beaucoup plus efficace dans vos autres activités !
- ★ Mettez-vous au contact de la nature, elle redynamise et apaise !

Du côté des patients

Quentin a développé subitement des douleurs lombaires sans raison apparente connue. Dans son bilan, rien pour moi ne peut expliquer les tensions musculaires importantes qui provoquent cette souffrance aiguë. C'est au bout de quelques séances qu'il finit par se livrer et par ouvrir les yeux sur ce qui le tourmente : ses supérieurs viennent de le muter dans une autre ville, à une heure de voiture de son domicile et pour un poste qui ne lui convient pas particulièrement. Cette situation alourdit ses journées de travail de deux heures quotidiennes de transport. Quentin se trouve donc dans un grand état de stress, subissant une situation qui ne lui convient pas. Il trouve peu de plaisir à ce nouveau poste et au rythme qu'il entraîne : les heures de transport ont remplacé le temps consacré d'habitude à ses activités sportives ou à ses loisirs. J'explique à Quentin que d'après moi, cette situation professionnelle génère en lui tant de stress que son corps se fige en installant des contractures musculaires et qu'une inflammation chronique entretenue par ce stress génère des douleurs importantes. Le résultat a été fulgurant. Quentin est sorti de cette séance en ayant mis le doigt sur l'origine de son stress et, à la séance suivante, il m'a annoncé qu'il avait démissionné de son poste, qu'il avait déjà repéré plusieurs offres d'emploi lui permettant de continuer sa vie chez lui… et que les douleurs avaient disparu.

PRATIQUER LA RESPIRATION

Voici deux techniques de respiration pour se relaxer.

LA RESPIRATION VENTRALE (OU ABDOMINALE)

La respiration ventrale consiste à centrer votre respiration dans le ventre. Elle peut se pratiquer dans toutes les positions, aussi bien assis que debout ou couché, dans les transports en commun, dans une file d'attente, au bureau, le soir avant de s'endormir ou quand le stress ou les émotions vous envahissent. Voici comment procéder :

EN PRATIQUE

Installez-vous confortablement assis, ou allongé.

Placez vos mains de part et d'autre de votre nombril pour faciliter l'exercice.

Inspirez doucement par le nez puis expirez, à nouveau par le nez.

Imaginez un ballon à la place du ventre et laissez-le se gonfler doucement à l'inspiration (les mains avancent) et se dégonfler à l'expiration (les mains reculent).

Tâchez de ne pas utiliser la poitrine durant cet exercice : la cage thoracique doit rester tout à fait immobile.

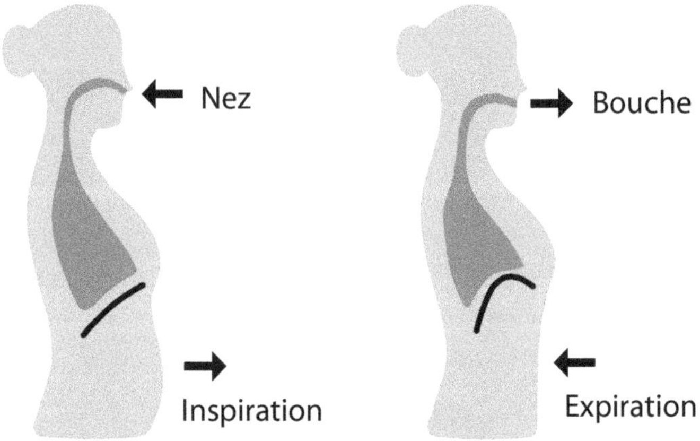

Schéma 6 : La respiration ventrale

La respiration ventrale ou abdominale met en mouvement le diaphragme, qui est le muscle principal de la respiration. Situé sous les basses côtes, entre le thorax et l'abdomen, il a la forme d'un dôme. Grâce à la libération du diaphragme dans cette respiration, vous stimulez la partie du système nerveux (appelée « parasympathique ») qui permet de récupérer et de se régénérer. La respiration ventrale a donc pour rôle de détendre le corps, réguler l'activité des intestins, calmer l'esprit et permet de se recentrer.

LA RESPIRATION TRIANGULAIRE

La respiration triangulaire favorise la détente et l'endormissement. Il s'agit d'entraîner sa respiration en la calquant sur les côtés d'un triangle, pointe en haut. Voici comment procéder :

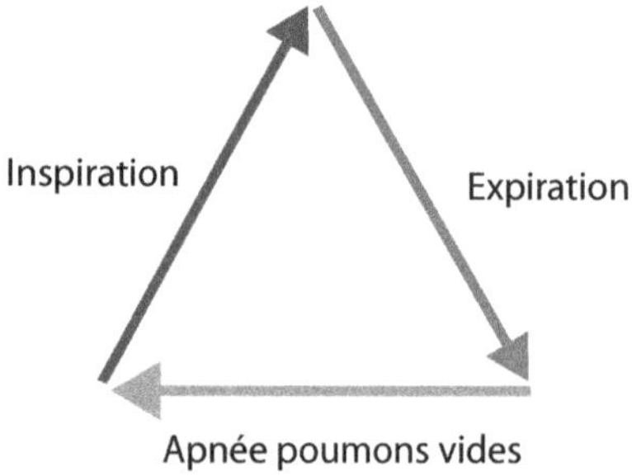

Schéma 7 : La respiration triangulaire

EN PRATIQUE

Assis ou allongé confortablement, respirez par le nez calmement et lentement.

Inspirez sans forcer, sur 3 temps (3 secondes par exemple).

Soufflez sur 6 temps.

Maintenez l'apnée expiratoire sur 6 temps.

Renouvelez l'exercice à votre rythme pendant 5 minutes.

Avec de l'entraînement, « allongez » le souffle vers 4 temps d'inspiration/8 temps d'expiration/8 temps d'apnée (rétention). L'expiration est toujours le double de l'inspiration. Si expirer et garder les poumons vides revient à freiner, tout exercice respiratoire qui favorise ce scénario va apaiser l'organisme en inhibant la biologie du stress.

Freiner votre respiration, c'est diminuer la quantité d'air qui entre et sort de vos poumons chaque minute. Ainsi, votre cœur pourra battre plus lentement, votre tension artérielle diminuer… en bref, vous ralentissez votre physiologie pour demander moins d'énergie à votre organisme.

Le stress n'est pas mauvais en soi, c'est une source d'énergie, un moteur qui permet de réagir. Il devient nocif lorsqu'il s'accumule et que l'énergie ainsi stockée n'est jamais consommée. Il entraîne alors l'individu vers le surrégime, puis l'effondrement par décompensation (dépression, *burn-out*). Se calmer peut s'avérer utile dans bien des situations : après une altercation, quand on sent la colère monter, avant un entretien important ou une prestation sur scène, etc. Dans ce cas, on peut pratiquer la respiration en triangle.

UTILISER LES FLEURS DE BACH

Les 38 Fleurs de Bach ciblent toutes les émotions passagères ou régulières de l'individu. Depuis les années 1930, et encore aujourd'hui, elles sont préparées à partir de fleurs, de fleurs d'arbres et de fleurs de plantes sauvages, selon la méthode traditionnelle établie par le docteur anglais Edward Bach.

Chaque fleur de Bach est spécifique à la gestion d'une émotion. Pour savoir celle qui vous correspond le mieux, demandez conseil à votre naturopathe, à votre pharmacien, à votre conseiller en boutique bio ou encore à un thérapeute spécialisé dans les Fleurs de Bach.

Comment prendre les Fleurs de Bach ?

Dans la plupart des cas, voici la posologie conseillée :

- Trois gouttes dans un demi-verre d'eau ou trois gouttes directement dans la bouche.
- À prendre trois fois par jour.
- Vous pouvez mélanger jusqu'à sept fleurs.
- Pour les émotions les plus persistantes, il est conseillé de prendre des Fleurs de Bach pendant trois semaines. Pour les émotions ponctuelles, c'est à chacun de juger son équilibre émotionnel.

Le complexe de Fleurs de Bach « Rescue », ou « remède de secours », est un allié important que vous pouvez emporter partout avec vous et qui est prêt à l'emploi en cas d'inquiétude et de situations de stress. C'est un produit naturel, un complexe de cinq Fleurs de Bach qui travaillent en synergie, et qui convient autant aux adultes qu'aux enfants. Il réconforte et rassure, peut être utilisé aussi souvent que nécessaire et en combinaison avec d'autres produits. En pratique, lorsque vous vous sentez submergé par le stress ou par une émotion, prenez deux pulvérisations dans la bouche et respirez profondément. Renouvelez si nécessaire au bout de quelques minutes.

J'ai ciblé ces différentes techniques de gestion du stress car elles sont efficaces et très faciles à mettre en place dans votre quotidien. Que vous soyez au travail, dans la rue ou dans les transports, vous pourrez toujours appliquer l'une d'entre elles si vous vous sentez en situation de stress. Le stress « aigu » peut ainsi être résolu assez rapidement. En revanche, si ces situations de stress se multiplient et/ou se prolongent dans le temps, un travail plus profond doit être envisagé. En effet, il peut nous arriver dans la vie de traverser des épreuves ou d'accumuler des problèmes qui mettent notre organisme sous haute tension. Que ce stress soit présent et désagréable durant ces phases, cela est tout à fait normal. L'important est d'apprendre à le repérer, à le gérer au mieux et à trouver des issues à nos problèmes pour diminuer notre source de stress. Ce qui n'est pas normal, c'est de subir des situations problématiques ou des conflits, de ne pas en parler, de rester inerte, et de ne pas chercher de solution à ces impasses. Ce stress interne va alors être de plus en plus important et peut à plus ou moins long terme avoir une répercussion directe sur votre santé.

Partie 5

Lombalgie chronique et symbolique du corps humain

Chapitre 13

ÉCOUTER ET COMPRENDRE SES DOULEURS

**« Lorsque l'on tombe malade,
il faut changer sa manière de vivre,
car il n'y a pas de guérison
sans un effort mental et spirituel. »**

HIPPOCRATE

DES FACTEURS PSYCHOLOGIQUES

Tout comme Platon et Hippocrate, Henri Laborit, Annick de Souzenelle, Bruce Lipton, John Cairns, le Dr Ryke Geerd Hamer, ou encore le Dr John Sarno (pour ne citer qu'eux), de nombreux philosophes, médecins, scientifiques, généticiens, ostéopathes, etc., s'évertuent depuis la nuit des temps à mettre en lien le corps, l'esprit et l'âme, et à essayer de comprendre la complexité de l'être humain et à observer dans quelle mesure le déséquilibre de cette triade corps-esprit-âme peut faire sombrer un être vivant dans la maladie.

La douleur constitue un « signal d'alarme ». Elle permet d'envoyer une information depuis une zone du corps atteinte jusqu'au cerveau pour lui indiquer qu'elle est en souffrance. Lorsque nous sommes en bonne santé, et que suite à une chute par exemple, une région de notre corps est atteinte, des messagers chimiques préviennent le cerveau. Une réaction inflammatoire se déploie alors afin de réparer la lésion. Si besoin, le cerveau peut même demander au corps de mettre cette zone au repos : par exemple suite à une fracture de cheville, on est incapable de poser le pied au sol, et heureusement ! Cela évite bien des complications de déplacement de fracture. Suite à un traumatisme, le patient aura les symptômes de l'inflammation : rougeur, chaleur, œdème, et douleur. Il s'agit d'un processus naturel de réparation du corps qui indique que celui-ci met toutes les réactions chimiques nécessaires en place afin de réparer la zone lésée.

Vous l'aurez compris, la douleur est un message extrêmement important à prendre en compte pour protéger et prendre soin de son corps. Sans elle, nous pourrions nous blesser n'importe où et n'en avoir aucune connaissance ! C'est un problème bien connu chez les personnes qui ont perdu la sensibilité de leurs jambes suite à un accident entraînant une paraplégie par exemple. N'ayant plus aucun retour sensitif de leurs jambes, la moelle épinière ayant été sectionnée, ils doivent être extrêmement vigilants et observer tous les jours leurs jambes et leurs fesses pour être sûrs que la peau n'est pas lésée, abîmée, faire très attention à ne pas se brûler quand ils se lavent, etc. S'ils ne prennent pas ces précautions, ils peuvent rapidement déclencher des escarres ou d'autres complications.

Nous devons donc écouter nos douleurs et essayer d'en comprendre le sens, car notre corps ne nous envoie jamais de signaux par hasard : ces symptômes sont révélateurs d'un déséquilibre global de notre être. **À nous de mener l'enquête pour comprendre ce que notre corps a à nous dire.**

Le Dr John Sarno, médecin de l'Université de New York, qui a travaillé de longues années sur le mal de dos et écrit de nombreux livres à ce sujet, avait une vision des causes du mal de dos très différente de celle de ses pairs. À l'époque, on pensait (et on pense encore) que ce phénomène se manifestait surtout en réaction à un problème mécanique, comme une hernie discale ou de l'arthrose. Après avoir constaté les mêmes anomalies vertébrales chez cent patients qui souffraient du dos, et cent qui n'en souffraient pas, John Sarno a émis l'hypothèse que la plupart des lombalgies n'avaient pas une cause organique, mais une base émotionnelle.

Il est désormais devenu courant de considérer les maux de dos chroniques comme une condition qui comprend une part de facteurs psychologiques. Des éléments biologiques (comme le poids ou la structure de la colonne vertébrale) peuvent jouer un rôle, mais c'est aussi le cas de facteurs psychologiques. Par exemple, les personnes stressées, anxieuses ou sujettes à la dépression ont tendance à souffrir davantage de maux de dos chroniques, tout comme celles qui ont connu des traumatismes psychiques ou qui ne sont pas satisfaites par leur travail. De nombreux spécialistes considèrent aussi que la douleur chronique peut relever d'un phénomène de « sensibilisation centrale », qui résulte d'une dérégulation du système nerveux central et se traduit par une amplification de la douleur, y compris pour des stimuli normalement indolores. Donc, c'est l'esprit qui est ici plus impliqué que la seule colonne vertébrale.

QUELS MESSAGES LE DOS NOUS COMMUNIQUE-T-IL ?

Nous le savons aujourd'hui, le mal de dos peut donc avoir une origine psychosomatique, c'est-à-dire qu'un conflit psychique que vous portez et n'avez pas extériorisé ou verbalisé peut se manifester sous la forme de douleurs lombaires. Votre corps témoigne donc de ce déséquilibre, de cette distance entre vos désirs profonds et votre réalité. Il vous invite à vous poser les bonnes questions et à mettre en place des actions pour changer votre vie et vous remettre sur votre chemin.

Sciatique, lumbago, scoliose, torticolis, nuque raide, omoplates coincées, etc., autant de problèmes qui ont beaucoup de choses à nous apprendre. À condition de bien vouloir les écouter…

Nous sommes d'accord, très souvent, un phénomène extérieur déclenche un mal de dos : un choc, un coup de froid, une mauvaise position, un effort intense, etc. Mais vous avez déjà pris des mauvaises positions ou fait des efforts violents nombre de fois sans avoir mal au dos, non ? Alors pourquoi vous a-t-il lâché cette fois-ci ? Vous lacez vos chaussures tous les jours, et puis un matin pas comme les autres, vos lacets sont fatigués et ils craquent. C'est pareil pour votre dos. Vous l'utilisez en permanence. Et puis un jour, il est tendu, sous pression, fragile et un geste ordinaire va le briser. **La bonne question est de se demander pourquoi votre dos était plus fragile ce jour-là.** Pour cela, regardez du côté de votre météo intérieure : comment vous sentez-vous depuis quelques jours ? Êtes-vous stressé ? Angoissé ? Anxieux ? Déprimé ? Eh oui, votre vie émotionnelle s'imprime dans votre corps en temps réel. Chaque jour, vous vivez des dizaines d'émotions qui mettent votre corps à l'épreuve. Pas étonnant que dans les périodes d'instabilité, il rende les armes…

Le bas du dos symbolise la sécurité, l'assurance et la confiance en la vie. Des douleurs dans cette région dénotent la présence d'insécurités matérielles (travail, argent, biens) et/ou affectives. « J'ai peur de manquer de… », « Je n'y arriverai jamais », « Je ne pourrai jamais réaliser cela ! », expriment bien les sentiments intérieurs vécus. Il existe une non-cohérence entre vos désirs et vos actions. Les douleurs dans la région lombaire peuvent apparaître suite à une perte d'emploi, le passage à la retraite, le départ d'un enfant, une séparation ou au contraire une absence de séparation dans une relation qui ne vous convient plus. Il est aussi possible que vous en preniez trop sur vos épaules, que vous tentiez de tout faire pour être aimé, que vous vous attardiez trop sur ce que les autres pensent de vous. Vous pouvez vous sentir dépassé par la charge et la responsabilité qui pèse sur vous, vous en avez « plein le dos » ou avez tendance à « prendre les problèmes des autres sur votre dos » et à vouloir les sauver. Vous pouvez également vous sentir impuissant face à certaines situations de votre vie et cela vous rend amer, vous refusez de vous soumettre car vous avez peur. Ce sentiment d'impuissance (vécu parfois dans la sexualité), qui peut vous conduire jusqu'à la révolte, pourra provoquer chez vous un lumbago ou tour de reins.

Lombalgie et grossesse

Chez la femme en âge de procréer, la lombalgie basse (touchant les dernières vertèbres lombaires L4, L5 et le sacrum) peut également être due à une problématique dans la sexualité ou à la procréation au sens large : le port de stérilet (hormonal ou au cuivre), des relations sexuelles non désirées ou mal vécues, des violences sexuelles, un désir d'enfant non respecté ou une difficulté à réaliser son désir de grossesse, une fausse couche, une IVG, etc.

Toutes ces problématiques sont en lien direct avec la zone anatomique des lombaires et du bassin, et créent le nid de grands conflits émotionnels touchant la profondeur de l'être. Si de tels stress sont vécus, ils peuvent donc bien sûr entraîner la naissance d'une lombalgie.

Chapitre 14

DÉCODER LES MESSAGES DU CORPS

Si vos douleurs ne sont pas d'origine mécanique, comme vu précédemment, elles peuvent aussi provenir du langage du corps. Ces conflits intérieurs que vous vivez peuvent créer des zones de tension et de douleurs bien précises en fonction de l'émotion qui vous traverse.

UN LIEN CORPS-ESPRIT ?

Voici quelques exemples d'émotions pouvant provoquer des douleurs lombaires :

- la peur de l'avenir, du changement, ou du manque d'argent peut provoquer des douleurs lombaires ;

- l'intransigeance, la rigidité se traduisent par des douleurs cervicales et une nuque raide ;
- des conflits avec l'autorité donnent des douleurs d'épaules ;
- tout prendre sur soi entraîne également des douleurs d'épaules, la sensation d'un fardeau, etc.

La colonne vertébrale constitue aussi un merveilleux terrain d'investigation de toutes les émotions refoulées (voir l'illustration ci-dessous).

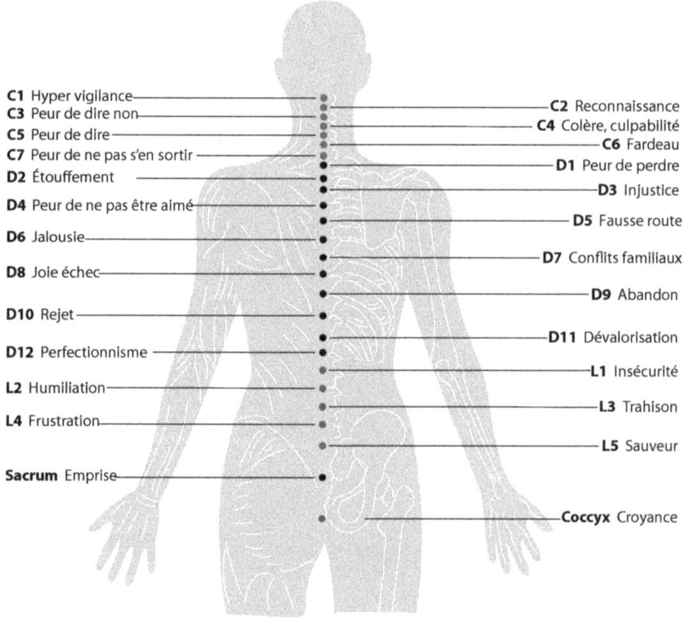

Schéma 8 : Colonne vertébrale et émotions

Cette illustration est inspirée du livre de Roger Fiammetti, *Les cartes du langage émotionnel du corps* (Trédaniel, 2011). Bien sûr, il ne faut pas généraliser, l'origine d'une douleur peut être tout simplement mécanique, un faux mouvement ou un coup de froid… Mais si vous ne trouvez pas d'explications contextuelles, alors essayez d'entrer « en contact » avec ce qui se joue au plus profond de vous.

MAL DE DOS ET TROUBLES PSYCHOSOMATIQUES : ÉVALUEZ VOTRE CHEMIN DE VIE

Nous avons parlé de l'approche psychosomatique du mal de dos. L'un des moyens de vous plonger dans cette problématique consiste à vous évaluer selon la pyramide des besoins, ou pyramide de Maslow – ce n'est qu'un exemple, il existe une multitude de façons de chercher la cause de ses maux ! La représentation pyramidale de la hiérarchie des besoins illustre une théorie de la motivation, élaborée à partir des observations réalisées dans les années 1940 par le psychologue américain Abraham Maslow.

Cet outil vous éclairera sur la réalisation ou non de vos besoins, qui sont propres à l'être humain : les besoins physiologiques, de sécurité, d'appartenance et d'amour, d'estime, et enfin d'accomplissement de soi.

Attention, il ne faut pas prendre en compte la « hiérarchisation » de ces besoins, car celle-ci peut varier d'un individu à un autre, en fonction de son mode de vie, de sa culture et de ses motivations. L'important est de prendre en compte chaque catégorie et de vous situer par rapport à elle.

Des conflits dans votre vie entravent-ils l'un de ces besoins et portent-ils donc atteinte à votre intégrité ? Évaluez-les en fonction des différents domaines de votre vie :

- personnel ;
- interpersonnel (conjoint, famille, amis, relations sociales, etc.) ;
- professionnel ;
- environnemental.

Mettez tout cela par écrit ; cela permettra de matérialiser les pensées qui vous travaillent intérieurement et de les extérioriser pour mettre en lumière vos conflits profonds.

L'approche psychosomatique est totalement inconsciente. Notre corps nous fait souffrir, mais il est très difficile de lier directement les problèmes du quotidien aux douleurs. Toute la démarche consiste à faire passer ces informations de l'inconscient au conscient, et donc de mettre en place des actions pour (re)trouver le chemin de vie qui vous correspond vraiment.

Le roman de David Foenkinos, *Je vais mieux*, apporte une belle illustration de cette approche : « Un jour, je me suis réveillé avec une inexplicable douleur dans le dos. Je pensais que cela passerait, mais non. J'ai tout essayé… J'ai été tour à tour inquiet, désespéré, tenté par le paranormal. Ma vie a commencé à partir dans tous les sens. J'ai eu des problèmes au travail, dans mon couple, avec mes parents, avec mes enfants. Je ne savais plus que faire pour aller mieux… Et puis, j'ai fini par comprendre. »[1]

1 David Foenkinos, *Je vais mieux*, Gallimard, 2013.

Du côté des patients

Corinne est aide à domicile. Ce qui la travaille au moment où elle me consulte pour un mal de dos, c'est qu'elle en veut beaucoup à son frère et à sa sœur, car aucun ne la soutient pour aider leur mère, très âgée, dans son quotidien. Malgré le fait que son domicile est très éloigné de celui de sa mère par rapport à ses frère et sœur, c'est elle qui, un jour sur deux, fait deux heures de voiture pour s'en occuper.

Elle exprime très bien sa colère et son indignation durant les séances, et fait elle-même le rapprochement entre ses douleurs, et cette situation qui lui pèse, mais est incapable d'entrer en discussion avec sa fratrie à ce sujet, craignant beaucoup le conflit. Ce contexte, qui dure depuis plusieurs mois, ne fait qu'empirer ses symptômes. Elle a bien proposé une place en maison de retraite pour alléger ses déplacements et être rassurée sur le fait que l'on s'occupe bien de sa mère, mais aucun de ses frère et sœur n'était d'accord pour payer un établissement. Quelques mois plus tard, Corinne est revenue en séance toute bousculée, m'expliquant que sa mère était décédée, de mort naturelle. Cette triste nouvelle a été une épreuve difficile, mais a aussi permis de résoudre un conflit qui lui pesait depuis longtemps et qui a libéré en elle les tensions qui la faisaient souffrir.

Toutes les thérapies psychocorporelles apportent des aides précieuses pour mieux décoder les messages que votre corps vous transmet. Ce parcours peut être accompli avec l'aide d'un naturopathe, d'un ostéopathe, d'un psychothérapeute, d'un hypnothérapeute, d'un sophrologue, d'un somatopathe, d'un énergéticien, peu importe. Choisissez quelqu'un avec qui le contact est fluide et qui vous met en confiance, car chacun de ces thérapeutes va utiliser sa méthode et ouvrir une porte pour vous aider à libérer vos émotions. Chaque filtre, chaque approche, quelle que soit la thérapie employée, vise un seul et même objectif : **mettre du lien entre votre corps, votre esprit et votre âme** et vous donner une impulsion pour changer des choses dans votre vie, et être plus en accord avec vous-même.

CONCLUSION

Ce cheminement de quatre années d'études de naturopathie (en alternance avec mon travail en cabinet) m'a apporté plus que je n'aurais espéré. Enfin, l'homme n'était plus fragmenté, morcelé, pour être étudié. Enfin, je découvrais une vision globale de l'être humain prenant en compte non seulement son intégrité physique bien sûr – à travers l'alimentation et l'activité physique – mais également la libre circulation de ses énergies, la gestion du stress, l'état émotionnel, ainsi que sa place dans la société, depuis la structure familiale dans laquelle il naît et grandit, jusqu'à son rôle à l'échelle du monde. Un champ d'ouverture thérapeutique immense s'ouvrait à moi, me laissant entendre que je n'en avais pas encore fini avec les études… pour progresser encore et encore dans la compréhension du bien-être et de la santé de l'être humain. Car au fond, à travers ces études, j'ai découvert la possibilité d'une union profonde du corps, de l'âme et de l'esprit, clé de voûte de la connaissance de soi.

C'est à travers cette vision globale de l'être humain, à laquelle j'aspire tant, que j'ai voulu écrire ce livre sur la lombalgie chronique. En espérant que ces chapitres permettront aux lecteurs de tisser différents liens entre leur mode de vie et le mal de dos, de répondre à leurs questions, de redessiner leurs aspirations afin de se débarrasser de leurs douleurs… et de profiter pleinement de leur passage terrestre.

REMERCIEMENTS

Je tiens à remercier chaleureusement les éditions Eyrolles pour la confiance qu'ils m'ont accordée pour publier ce premier livre.

Un immense merci à ma sœur Ségolène Dargnies pour le temps précieux qu'elle m'a consacré en tant que relectrice personnelle lors de notre confinement partagé.

Merci à mes différents enseignants : les kinés de l'IFMK de Berck-sur-Mer, Thierry Blain, mon formateur à Kiné Formations, Daniel Kieffer et l'ensemble des professeurs du CENATHO qui m'ont tous à leur manière, transmis avec passion leurs connaissances, pour m'ouvrir à une vision globale de la santé et du bien-être, et ainsi pouvoir proposer de meilleurs soins dans ma pratique.

Merci à mes patients qui m'accompagnent dans mon quotidien, et qui enrichissent chaque jour mon expérience de thérapeute.

Et enfin merci à Catherine ma maman, partie trop vite, emportée par la maladie, mais dont le départ a amorcé mon envie de comprendre toute la complexité de l'être humain, ce combat qu'il faut parfois mener pour affronter ses peurs, puiser dans son inconscient, se libérer de ses conflits intérieurs et changer son mode de pensée, afin de (re)trouver l'équilibre fragile entre le corps, le cœur et l'esprit, source d'apaisement pour pouvoir profiter pleinement de la Vie.

BIBLIOGRAPHIE

LIVRES

Bacigalupo Gilles, *Mal de dos, mal de bouffe*, Éditions du Rocher, 2015.

Bigot Sophie, *Le rôle du stress dans la lombalgie chronique, l'asthme et l'obésité. Approches biologiques et approche psychosomatique*, Éditions Universitaires Européennes, 2010.

Brun Christophe, *Tout est une question d'équilibre acido-basique*, Solar, 2016.

Chen (Dr.) You-Wa, *Pratique du massage chinois. Connaître ses propres points d'acupuncture*, Marabout, 2019.

Dufour Michel, *Anatomie de l'appareil locomoteur*, Elsevier, 2018.

Dufour Michel, Pillu Michel, Langlois Karine, Del Valle Acedo Santiago, *Biomécanique fonctionnelle. Membres – Tête – Tronc*, Elsevier, 2017.

Festy Danièle, *Ma bible des huiles essentielles*, Leduc.s, 2008.

Geoffrey Christophe, *Avoir un bon dos*, Éditions Geoffrey, 2011.

Joyeux (Pr.) Henri, *Changez d'alimentation*, Pocket, 2016.

Kieffer Daniel, *Encyclopédie de revitalisation naturelle*, Sully, 2014.

Lallement (Dr.) Michel, *Les clés de l'alimentation santé*, Pocket, 2014.

Martel Jacques, *Le grand dictionnaire des malaises et des maladies*, Quintessence, 2007.

Sarno John E., *Guérir le mal de dos. Une relation corps-esprit*, Macro éditions, 2017.

Seignalet Jean, *L'alimentation ou la troisième médecine*, Éditions du Rocher, 2012.

Serfaty-Lacrosnière (Dr.) Catherine, *Les secrets de l'alimentation anti-inflammatoire*, Albin Michel, 2010.

Souccar Thierry, Robard Isabelle, *Santé, mensonges et propagande*, Seuil, 2004.

ARTICLES EN LIGNE

Badie Violaine, « Traitement et prise en charge des lombalgies chroniques », doctissimo.fr, 2020.

Beer François-Joachim, « L'histoire du concept biologique », Communication présentée à la séance du 22 janvier 1977 de la Société française d'Histoire de la Médecine, biusante.parisdescartes.fr.

« Carences alimentaires : comment les éviter ? », passeportsante.net.

Collectif LaNutrition.fr, « Le mal de dos est-il psychosomatique ? », lanutrition.fr, 21 mars 2019.

Dormieu Raphaëlle, « Quels sont les additifs alimentaires à éviter dans notre alimentation ? Réponse. », positivr.fr, 1er septembre 2017.

« Les bienfaits du jeûne », jeunerpoursasante.fr, 10 juillet 2017.

« Qu'est-ce que l'équilibre acide-base ? », thierrysouccar.com

« Surpoids et obésité de l'enfant et de l'adolescent (HAS) », sante-medecine.journaldesfemmes.fr, 28 octobre 2011.

DOSSIERS SPÉCIAUX

Delépine Anne, Levert Catherine, Meyer Jean-Pierre, Zana Jean-Pierre *(et al.)*, « Travail et lombalgie. Du facteur de risque au facteur de soin », Institut national de recherche et de sécurité pour la prévention des accidents du travail et des maladies professionnelles (INRS), février 2011.

Zazzo Jean-Fabien, Antoun Sami, Basdevant Arnaud *(et al.)*, « Dénutrition. Une pathologie méconnue en société d'abondance », Brochure réalisée dans le cadre du Programme National Nutrition et Santé (PNNS), 2010.

« Santé active », coaching en ligne de l'Assurance Maladie, ameli.fr.

Imprimé en France par CPI (164518)
Dépôt légal : août 2021